"十三五"国家重点研发计划项目

紧急医学救援装备培训手册

主编 王运斗 王兴永

科学出版社

北京

内 容 简 介

本书为"十三五"国家重点研发计划项目"突发事件紧急医学救援保障成套化装备关键技术研究与应用示范"研究成果之一，分别从概论、技术参数、操作说明、维护保养等方面介绍了项目下设的配套化现场急救器材和装备、系列背负组合式医疗单元、可空投式帐篷式医疗系统、车载式野外数字化手术系统、系列伤员搬运工具与生命支持转运装备。

本书可作为国家级和省市各级紧急医学救援相关人员在装备操作使用时的参考用书。

图书在版编目（CIP）数据

紧急医学救援装备培训手册 / 王运斗，王兴永主编. —北京：科学出版社，2021.6

ISBN 978-7-03-068940-5

Ⅰ．①紧⋯ Ⅱ．①王⋯ ②王⋯ Ⅲ．①急救医疗 – 医疗器械 – 技术培训 – 手册 Ⅳ．①R197.1-62②TH77-62

中国版本图书馆 CIP 数据核字（2021）第 101212 号

责任编辑：李 玫 / 责任校对：张 娟
责任印制：赵 博 / 封面设计：龙 岩

版权所有，违者必究。未经本社许可，数字图书馆不得使用

科 学 出 版 社 出版
北京东黄城根北街 16 号
邮政编码：100717
http://www.sciencep.com

三河市春园印刷有限公司 印刷
科学出版社发行　各地新华书店经销

*

2021 年 6 月第 一 版　开本：720×1000　1/16
2021 年 6 月第一次印刷　印张：9
字数：160 000

定价：68.00 元

（如有印装质量问题，我社负责调换）

编著者名单

总主编 孙景工

主　编 王运斗　王兴永

编著者 （按姓氏笔画排序）

马　军　邓　橙　石梅生　田　涛

朱孟府　伍瑞昌　刘圣军　孙建军

孙秋明　苏　琛　李　抄　李　钒

杨　健　余　明　宋振兴　张　广

张彦军　陈　平　陈　恩　陈　锋

赵　欣　赵秀国　袁　晶　高树田

陶学强　韩俊淑　舒　展　谭树林

前　言

当前，各类突发事件和非传统安全威胁对人类的健康、生活、经济和社会稳定所产生的影响越来越大，并将在今后相当长的一段时期内愈演愈烈。为此，紧急医学救援装备的发展引起了国际社会的高度重视，美国、日本等发达国家都不同程度地加大了对紧急医学救援装备的建设和投入，以此提升突发事件紧急医学救援能力，维护本国社会稳定，保护人员健康，展示国际形象。我国紧急医学救援发展起步较晚，但又是灾害事故多发国家，尤其是近年来频繁发生的矿难等生产事故，地震灾害、洪涝灾害、冰冻灾害、火灾、禽流感等各类灾害，已经引起相关部门的高度重视。

作为突发事件紧急医学救援的重要物质基础，紧急医学救援装备是各级各类救援力量实施紧急医学保障所使用的医用器械、仪器、设备、卫生运输工具及相关装备等的总称，是现代紧急医学救援、疾病防控、公共卫生和健康体系中最为重要的基础装备，关乎生命，关乎民生，已成为维护国家安全和民众健康的重要依托。

近年来，我国虽然已逐步加大该领域的科技投入，在诸多环节取得了可喜进步，但与以美国为代表的发达国家相比，我国在这方面起步较晚，尚未形成系列化、系统化、链条化的装备、应用与标准体系。对照国家紧急医学救援任务需求，我国紧急医学救援装备还存在着很大差距。

为此，我们依托"十三五"公共安全风险防控与应急技术装备专项下设的国家重点研发计划项目"突发事件紧急医学救援保障成套化装备关键技术研究与应用示范"，通过大量调研，结合相关文献分析，编撰了《紧急医学救援装备图册》《紧急医学救援装备培训手册》《紧急医学救援装备运用手册》三本手册，旨在为我国各级紧急医学救援队伍在装备研发、采购、编配、使用、训练等方面提供参考。

本书在编撰过程中得到了应急医学救援领域相关领导和专家的鼎力支持和关怀，也得到了项目各课题组相关科研人员的大力支持，并引用了同行文献，在此一并致谢。

由于编者水平有限，书中观点可能有失偏颇，内容难免挂一漏万，恳请读者雅正！

编　者
2021 年 1 月

目　　录

第一章　配套化现场急救器材和装备研发 ·· 1
　　一、胸骨髓腔注射器 ··· 1
　　二、多体征提取仪 ··· 3
　　三、多模态呼吸器 ··· 6
　　四、心肺复苏辅助器 ·· 12
　　五、智能型止血带 ·· 13

第二章　系列背负组合式医疗单元研发 ·· 15
　　一、综合急救背囊 ·· 15
　　二、紧急手术背囊 ·· 34
　　三、检验背囊 ·· 38
　　四、微型制供氧器 ·· 51
　　五、伤员复温袋 ·· 53

第三章　可空投式帐篷式医疗系统 ·· 57
　　一、空投式医疗帐篷 ·· 57
　　二、空投型医疗箱组 ·· 59
　　三、集成式伤员检伤分类模块 ·· 62
　　四、集成式手术模块 ·· 67
　　五、集成式急救模块 ·· 72
　　六、集成式储运血模块 ·· 73
　　七、集成式氧气保障模块 ·· 74
　　八、集成式收治模块 ·· 76
　　九、集成式医学检验模块 ·· 77
　　十、集成式医疗信息模块 ·· 79

第四章　车载式野外数字化手术系统研发 ·· 85
　　一、野外磁共振诊断车 ·· 85
　　二、医技保障车 ·· 92

三、数字化手术车 …………………………………………………………… 103

第五章　系列伤员搬运工具与生命支持转运装备研发 …………………… 104
　　一、组合背负式担架 ………………………………………………………… 104
　　二、四折折叠型担架 ………………………………………………………… 109
　　三、直杆折叠担架 …………………………………………………………… 111
　　四、伤员吊具 ………………………………………………………………… 112
　　五、跨平台生命支持系统 …………………………………………………… 117

第一章

配套化现场急救器材和装备研发

一、胸骨髓腔注射器

胸骨髓腔注射器主要应用于突发灾难现场、院前急救等应急救援环境，适用对象包括因心搏骤停或休克导致外周静脉塌陷的患者或其他无法通过静脉穿刺建立输液通道的患者，通过钻式骨髓腔穿刺的方式，建立骨髓腔内输液通道。胸骨髓腔注射器主要由手钻式动力系统和穿刺针组成（图1-1，图1-2）。

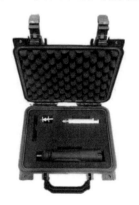 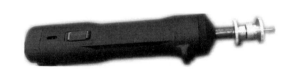

图 1-1　胸骨髓腔注射器及配件　　图 1-2　胸骨髓腔注射器

（一）技术参数

1. 技术指标

（1）经短期培训后，医护人员一次穿刺成功率≥90%。

（2）平均穿刺时间≤3min。

2. 外廓尺寸　胸骨髓腔注射器整机长宽高分别为220mm，40mm，45mm。

3. 净重　整机质量≤320g。

4. 环境适应性

（1）作业环境温度：0～40℃。

（2）储存极限环境温度：-20～+50℃。

（3）相对湿度耐受能力：≤90%（25℃）。

（二）操作说明

1. 准备

（1）旋转穿刺针的限位器和固定器（图1-3），调节穿刺深度，防止穿刺过深而误入纵隔。

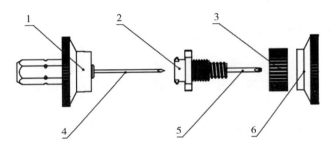

图1-3 穿刺针结构

1.针芯座；2.针座；3.固定器；4.针芯；5.针管；6.限位器

（2）将已调整好的穿刺针的六边形插头插入手钻式动力系统，完成穿刺针组装。

（3）患者保持仰卧位并裸露前胸，清洁胸骨柄部位及周边皮肤，必要时注射利卡多因注射液。

2. 穿刺

（1）向前拨动开关，双手握紧手钻式动力系统，拇指顶住外壳前部的凸起，穿刺针进针方向与胸骨面垂直（图1-4）。

（2）双手用力将穿刺针刺入皮肤，顶至胸骨柄后继续用力按压直至手钻式动力系统的压力感应传感器启动，穿刺针开始旋转钻入胸骨柄。

（3）当穿刺针针头钻入骨髓腔后会有钻空感，同时压力传感器断开，穿刺针停止旋转，完成穿刺。

（4）用手捏稳穿刺针，拔出手钻式动力系统，再取下针座即可通过连接带有鲁尔接头的注射器或输液器进行注射或输液。

3. 救治结束　注射或输液完毕后，将带有鲁尔接头的注射器连接穿刺针，顺时针旋转注射器，缓慢拔出穿刺针。

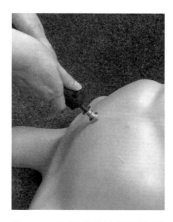

图 1-4　胸骨髓腔注射器使用

（三）维护保养

1. 手钻式动力系统可重复使用，日常使用需关注电池电量，系统配有电量指示灯，在关机状态下压下转轴即可观察，3 格为最高电量，如发现系统电量较低需通过尾部的 Micro USB 充电口进行充电。

2. 胸骨髓腔注射器在使用后需对表面进行清洁，便于下次使用。

二、多体征提取仪

多体征提取仪主要适用于野战救护所，用于在野战应急条件下对现场伤员伤势进行快速、准确的自动量化分级，辅助医师做出急救处置建议，提高批量伤员的分检时效性和准确性，使急危重症伤员得到及时救治和快速转运，减少死亡和残障。

（一）技术参数

1. 技术指标　展/收时间：展开时间≤4min/人，撤收时间≤4min/人。
2. 外廓尺寸　多体征提取仪≤388mm（长）×248mm（宽）×75mm（高）。
3. 净重　整机质量≤15kg。
4. 环境适应性

（1）作业环境温度：-15～+46℃。

（2）储存极限环境温度：-55～+70℃。

（3）相对湿度耐受能力：≤95%（25℃）。

（4）高原适应性：额定 4500m（允许因海拔增加，气压下降引起的作业能力相应降低）。

5. 作业能力　可支持每小时 30 人次伤情评估分类作业的开展。

（二）操作说明

1. 安装

（1）初始检查：打开包装前，仔细检查包装并确认无任何损坏迹象。按正确的方法打开包装并取出设备和附件，依照装箱清单逐一清点，检查装运是否齐备，所发送的选件和附件是否正确。

（2）安装设备：如一切正常，将多体征提取仪放置于平面上，或固定在挂臂上。

1）放在水平台面上，要求台面无振动、无灰尘或腐蚀性药品。

2）安装各检测功能附件。

3）连接交流电源线：①确定交流电源符合 100～240V，50～60Hz；②使用配备的电源线和电源适配器，将电源线一端插入电源适配器接口，将适配器的另一端插入主机电源接口，耳温枪与主机的 RS232 连接。

注意：电源线应连接在医院专用插座上。

（3）检查设备：检查设备的主机、血氧饱和度探头、耳温枪及测量附件和电缆有无损坏。主机通电，检查设备能否正常启动。

注意：①检查所有功能，确保设备功能正常；②如果配有电池，每次使用后必须给电池充电，确保有足够的电量储备；③关机 1min 后才能再次开机。

2. 操作

（1）屏幕界面：多体征提取仪的屏幕界面见图 1-5。

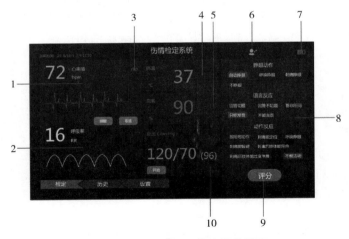

图 1-5　多体征提取仪的屏幕界面

1.心率监测；2.呼吸率；3.导联状态指示；4.体温；5.血氧；
6.有线设备连接状态；7.电量显示；8.神志评分；9.评分按钮；10.血压

（2）心率测量：心电图测量心脏的电活动，用波形和数值显示在设备上。

1）警告：①除颤期间不要接触患者、桌子或仪器；②必须使用专用的心电电缆；③连接电极或患者电缆时，应确保绝对没有与其他任何导电部件或与地面相接触；④每日检查 ECG 电极贴片是否刺激皮肤。若有过敏迹象，应每 24 小时更换电极或改变位置；⑤小心贴放电极并确认接触良好；⑥使用与设备同种金属材料的电极，否则可能会影响测量；⑦在除颤期间与患者相连的心电电缆可能会损坏，再次使用这些电缆前，应检查其功能是否正常。

2）注意事项：①患者附近未接地仪器的干扰和 ESU 干扰可能导致波形出现异常。②如果按照 IEC/EN60601-1-2 的规定操作（抗辐射能力为 3V/m），则超过 3V/m 的电场强度可能在各种频率下引起测量错误。不要在靠近心电图/呼吸测量的地方使用有电辐射的设备。③设备允许与心脏起搏器或其他电刺激设备同时使用，但可能存在风险。④如果起搏信号超出了规定范围，心率计算可能不正确。⑤在仪器的出厂设置中，心电波形显示在波形区自顶开始的前两道波形的位置。⑥在进行心脏附件测量时，应将设备接至电位均衡系统。⑦为了保护环境，使用过的电极必须进行回收或进行适当处理。

心率显示如图 1-6 所示。

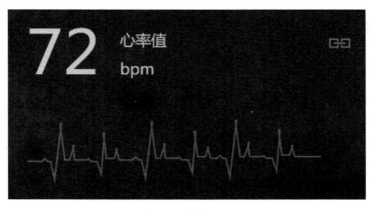

图 1-6　心率显示

3）心率测量步骤：①备皮以供粘贴电极。皮肤是不良导体，要获得电极与皮肤的良好接触，患者的皮肤准备十分重要。选择皮肤无破损、无任何异常的部位，必要时在电极安放处剃除体毛。用肥皂和水彻底洗净皮肤（不可使用乙醚和纯乙醇，以免增加皮肤的阻抗）。干擦皮肤以增加组织毛细血管血流，并除去皮肤屑和油脂。②连接心电图电缆。在电极安放前先安上弹簧夹或揿钮。根据导联位置方案，把电极安放到患者身上，如使用的是不含导电膏的电极，在安放前先抹上导电膏。将电极导联和患者电缆相连。③安装电极。

三、多模态呼吸器

多模态呼吸器主要用于野战救护所。多模态呼吸器用于紧急医学救援和院外急救队伍中伤员的机械通气和生命支持，可大大提高伤员的机械通气质量，为院内救治提供有利条件。该仪器集呼吸、监护等功能模块于一体，具有机械通气和生命体征监测的功能，可监测伤员气道压、呼气末二氧化碳浓度、吸氧浓度、通气量和吸气峰压监测等体征信息。

（一）技术参数

1. 技术指标　展/收时间：展开时间≤4min/人，撤收时间≤4min/人。

2. 外廓尺寸　多模态呼吸器（主机）≤330 mm（长）×260 mm（宽）×160 mm（高）。

3. 净重　主机质量≤5kg。

4. 环境适应性

（1）相对湿度耐受能力：≤95%（40℃）。

（2）高原适应性：额定4500m（允许因海拔增加，气压下降引起的作业能力相应降低）。

（3）太阳辐射耐受能力：在太阳辐射强度1120W/m^{2}条件下，装备不发生变形及发黏、龟裂、损坏等。

5. 作业能力　可支持伤员机械通气和生命体征监护。

（二）操作说明

1. 注意事项

（1）设备的设置应由授权的人员进行设定。

（2）使用设备之前，应先阅读使用说明书，并按要求进行安装。

1）打开包装之前，请仔细检查包装并确认无任何损坏的迹象。

2）按正确的方法打开包装并取出设备和附件，依照装箱清单逐一清点，检查装运是否齐备，所发送的选件和附件是否正确。

3）打开包装：依照装箱单核对仪器及配件。

4）检查网电源：确定电压是否在仪器要求范围内，网电源的电源插座必须为标准三芯插座，保证保护接地端子与接地线相连。

5）连接电源适配器：在主机面板上插入220VAC/12VDC适配器的12V输出插头，适配器的输入连接220V网电源。适配器的可拆卸电源软电线中有保护接地导线，确保多模态呼吸器安全使用。

6）连接传感器插头：按照面板中的呼吸管路、呼末二氧化碳浓度传感器和脉搏血氧饱和度传感器分别插入对应的传感器配件插头。

注意：插入插头时，对准缺口的位置。

（3）如发现多模态呼吸器有损坏的迹象，或有错误信息提示，停止使用，并与维修工程师联系。

（4）如不连接交流电源而直接开机，可能会因为电池电力不足而使仪器无法正常工作。连接交流电源，无论是否启动运行多模态呼吸器都可以给电池充电。仪器每次使用完后须对电池充电，确保有足够的电量储备。

（5）接地保护：仪器采用包含接地保护线的标准三芯插头，连接三芯网电源插座。

2. 使用

（1）界面显示：见图1-7。

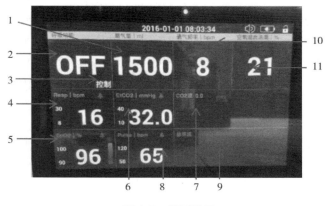

图1-7 界面显示

1.潮气量；2.呼吸模块开关；3.呼吸模式；4.呼吸率；5.血氧饱和度；6.呼末二氧化碳浓度；7.呼末二氧化碳波形；8.脉搏；9.脉搏波形；10.呼吸频率；11.氧浓度

（2）报警限及设置

1）血氧饱和度和脉率设置：当选中"血氧报警限"后即进入图1-8所示页面，选择所需调整的数值下拉菜单，进行数值选择。设置页面中包括"血氧报警限"和"脉率报警限"的设置。血氧饱和度的上下限调整范围为0～100。脉率的上下限调整为20～300。

2）"$ETCO_2$报警限"设置：当选中"$ETCO_2$报警限"后即进入图1-9所示页面，选择所需调整的数值下拉菜单，进行数值选择。页面中可设置呼气末端CO_2监测报警的上下限、$ETCO_2$报警的上下限调整范围为0～100（mmHg）。

3）"默认设置"：选中此项后，系统即恢复为出厂时的默认设置参数；用户所设置的参数全部被还原。

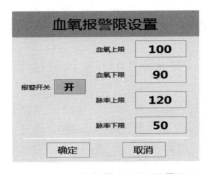

图 1-8　血氧报警限及设置界面　　　图 1-9　ETCO₂ 报警限设置界面

4)"返回":选中"返回",则返回上一级菜单。

5)"报警暂停"项:此页面的参数设置方法和"血氧饱和度"的设置方法一样。这些选项的功能是控制报警功能是否被暂时关闭,其中"暂停关闭"是不关闭报警功能, 其余三项是报警功能被暂停相应的时间,在这个时间内,仪器将不报警。

此功能将使仪器不对患者的危险情况产生报警,应谨慎使用。

6)"通气模式"项:见图 1-10。①"工作模式"是切换正压通气功能的"控制"工作模式和"辅助"工作模式,系统默认为控制工作模式。②"空氧混合浓度"是指正压通气中,气体中所含氧气的百分比,系统默认为空气(含氧气量 21%)。③设置:通过触摸屏幕选择需要设置的项目,并确认。待都设置完毕后,选定"确认"保存并退出;若选择"取消"则不保存设置而退出。

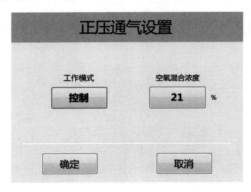

图 1-10　正压通气设置界面

7)"静音":在屏幕上点击静音按键 ,仪器将关闭报警提示音,只有报警灯点亮而不发出报警声音,当患者出现异常情况时,仪器不发出报警的声音。此功能应谨慎使用,以免延误患者病情。

（3）脉搏血氧饱和度监护功能：血氧传感器为用于成人的指夹式传感器，将血氧探头的插头与多模态呼吸器的通用接口相连接，血氧探头内部会出现闪烁的红光表示连接成功，使用时应先将传感器插在仪器相应的接口上，并将指夹夹在患者手指上，使传感器线置于手背上。点击"血氧检测"后多模态呼吸器进入血氧测量界面，测量的血氧波形、血氧值和脉率值将实时显示在血氧测量界面（图1-11）。

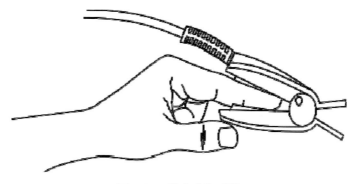

图 1-11　指夹式传感器

1）临床限制：①测量建立在小动脉搏动的基础上，受试者必须有最小的脉动血流。由于休克、寒冷或体温过低、大量失血，或因缩血管药物等引起脉搏细弱，脉搏越弱血氧容积越小，测量结果对干扰因素的影响很敏感。②染色稀释药品（如亚甲蓝、靛氰绿、酸性靛蓝）、一氧化碳、血红蛋白（COHb）或蛋氨酸（Me+Hb）、硫代血红蛋白，以及某些黄疸患者，以上因素均会影响测得的脉搏血氧值。③多巴胺、普鲁卡因、丙氨卡因、利多卡因、布佐卡因等药物均能引起较严重的脉搏血氧测量偏差。④脉搏血氧对贫血性缺氧和中毒性缺氧仅具有参考意义，因为某些严重的贫血患者仍能显示较好的脉搏氧测量值。

2）脉搏血氧饱和度监护警告与注意事项：①不可使用已损坏的血氧探头。②多模态呼吸器的血氧探头为专用附件，使用者在使用前需要验证多模态呼吸器和血氧探头之间的兼容性，确保配套后能安全使用和正常工作。不兼容的配件会导致血氧检测的性能下降或导致患者受到伤害。③打开血氧探头后不要用眼睛直视发光器件（红外光为不可见光），因其可能对眼睛造成伤害。④不得将传感器安放在水肿部位。

3）持续测量血氧的风险：①持续使用脉搏血氧探头会产生不适或压痛感，特别是对有微循环障碍的患者。同一手指连续安放脉搏血氧探头不超过2h。②每2～3小时检查一次探头安放的部位，以确保皮肤质地的良好及光线的正确对准。如果皮肤局部发生改变，应将血氧探头更换部位。当周围温度>35℃时，每2小时更换探头安放部位；当周围温度＞37℃时，应停止监测血氧，因长时间使用可能会造成烧伤。

4）操作注意：①手指要正确安放，以免测量不准确；②脉搏血氧饱和度传感器和光电接收管之间的光线必须由受测者的小动脉床通过；③避免脉搏血氧传感器与动脉导管、血压袖带或静脉注射在同一部位或肢体上；④使用胶带固定脉搏血氧传感器不当会产生静脉脉搏，可能导致 SpO_2 测量不准确；⑤在光路通过的部位不能有胶布之类的光线障碍物；⑥荧光灯、双红宝石灯、红外加热器和直射阳光等会影响测量结果；⑦被测者的指甲不能太长。脉搏血氧探头可被重复使用，也可用于多个患者，应注意清洁和消毒。

5）影响 SpO_2 测量值的因素：①静脉注射染料（如亚甲蓝和靛青绿）；②室内强光干扰；③血管染色剂或外部着色品，如指甲油或带色护肤品；④检测部位剧烈活动；⑤传感器放置不到位，产生半影效应；⑥高压氧状态；⑦同侧测量血压；⑧外周血管痉挛，或温度降低引起的血管收缩。

6）数据更新：数据更新周期＜30s。多模态呼吸器上显示的血氧及脉率是通过特定时间内获取的多组数据进行计算得到的平均值。血氧值的计算采纳了最近 5s 获取的数据，血氧值每秒计算一次。脉率值的计算通过检测搏动来进行，每检测到一次搏动计算一次。数据的平均方法与脉率值相关。当脉率值＜50 次/分时，对最近 16s 的血氧计算值进行滑动平均得到显示的血氧值，对最近 4 拍的脉率计算值进行滑动平均得到显示的脉率值；当脉率值为 50～120 次/分时，对最近 8s 的血氧计算值进行滑动平均得到显示的血氧值，对最近 8 拍的脉率计算值进行滑动平均得到显示的脉率值；当脉率值＞120 次/分时，对最近 4s 的血氧计算值进行滑动平均得到显示的血氧值，对最近 16 拍的脉率计算值进行滑动平均得到显示的脉率值。

显示的血氧值和脉率值会按最新计算的数据以 1s 的间隔进行更新显示。当信号不完整（信号噪声过大、信号质量变差或消失）时显示屏会保持最后显示的数值最多 15s，然后显示数值会变为无效值"-"。脉搏氧柱状图和波形均经过归一化，它们均不能作为信号不完整性的指示器。

7）与脉搏血氧饱和度准确度有关的说明：脉搏血氧饱和度准确度测试方法是选择符合条件的健康受试者，进行诱导下的降血氧试验并进行动脉抽血。在抽取血样的同时记录受试仪器的测量值（SpO_2），通过校准血气分析仪对抽取动脉血样的 SpO_2 进行测量并与受试仪器的测量值（SpO_2）进行对比，对受试仪器脉搏血氧饱和度测量功能的准确性进行评估。

8）与探头有关的说明：①多模态呼吸器经校准显示功能脉搏血氧饱和度。②脉搏血氧探头包括应用部分和传感器元件，为一指夹式传感器。探头的电缆延长线为 2.7m，仪器在同一时间仅限于一个患者使用。③脉搏血氧探头所发射光的波长为 660～905nm；传感器：双波长发光二极管最大平均光输出功率≤2.2mW。④多模态呼吸器工作温度为 5～40℃，血氧探头不适宜在 41℃以上的情况下工作，温度过高会影响测量的准确性并对患者造成伤害。

9）血氧饱和度及脉搏技术特性说明：①脉搏血氧饱和度和脉率的显示范围。脉搏血氧饱和度：0～100%；脉率参数：20～250 次/分。②将传感器线置于手背上。

（4）正压通气功能的使用

1）准备工作：①将控制阀、波纹管和三通管组装到一起，将气道压力采样管、二氧化碳采样管与控制阀或三通管插在一起（如不需要监测二氧化碳，可不接插二氧化碳采样管）（图 1-12）；②将面罩与控制阀相连接（若为气管插管则不连接面罩）；③将组合好的通气管路组件插接到仪器左面板上的相应接口上；④每次使用后对管路、控制阀和面罩等进行消毒处理；⑤通气管路、控制阀及面罩等附件应使用专用的产品；⑥正压通气可能会伴随气压伤、通气不足、通气过度等不良反应，使用前必须进行不良反应和风险评估；⑦在使用面罩无创工作模式时，必须将面罩与患者面部贴合严实，尽量减少气体泄漏。

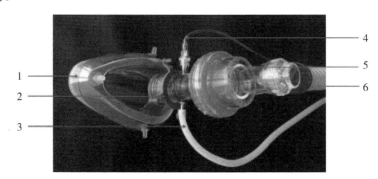

图 1-12 通气管路

1.面罩；2.固定环；3.气道压力采样管；4.二氧化碳采样管；5.控制阀；6.波纹管

2）使用：①通气管路连接后选择合适的送气量和送气频率；②按下"启/停"按键，开启功能；③将呼吸面罩与患者固定（若为气管插管，将控制阀与气管插管连接并固定）；④医用氧气，额定工作压力为 0.3～0.5MPa；⑤送气量及送气频率设定。拨动面板相应的旋钮送气进行量及送气频率的设定。正压通气送气量在 100～1200ml，送气量设定与对应的送气频率设定值见表 1-1。

表 1-1　送气量与送气频率设定

送气量设定值（ml）	送气频率设定值（次/分）
100	20
150	15
300	12
500，600，800，950	10
1200	8

3）报警：①管路堵塞报警。在正常工作模式的吸气状态下，通气管路系统中的压力＞4kPa 时，发出连续的声光报警。②管路脱落报警。在正常工作模式下，当管路断开时发出连续的声光报警。③氧源低压报警。在正常工作模式下，当连接的外部氧气源压力＜0.3MPa，会发出连续的声光报警。噪声＜65dB。

4）呼吸模块注意事项：①须在临床医师的监督指导下使用。②保持氧气瓶内氧气充足，注意预防火灾。③不要将氧气瓶完全用尽，更换氧气瓶时务必将氧气瓶阀门关紧后再卸下。④每次使用后的呼吸管路及面罩要进行清洗及消毒处理，废弃物应按有关规定进行处理，不得随意丢弃。⑤按在与空气混合的易燃麻醉气或与氧或氧化亚氮混合的易燃麻醉气情况下使用时的安全程度分类。不能与空气混合的易燃麻醉气或与氧或氧化亚氮混合的易燃麻醉气情况下使用。

（三）维护保养

在正常使用过程中，一般 10h 需清洗、消毒一次。当长期不用时，每隔半年清洗、消毒一次。用过的呼吸回路导管、呼吸面罩、控制阀均先用中性洗涤剂的水溶液清洗，再用清水冲洗至少 8 次。浸泡于消毒液（如 75%乙醇）中 15min 进行消毒。

四、心肺复苏辅助器

心肺复苏辅助器主要应用于突发灾难现场、院前急救等应急救援环境，适用对象为心搏骤停患者，用于辅助人工心肺复苏操作。可测量人工心肺复苏下按压频率与按压深度，能指导使用者掌握合适的按压手法，有效提高心肺复苏质量（图 1-13，图 1-14）。

（一）技术参数

质量≤500g；电池供电时间≤5h；具备按压深度与按压频率提示功能。

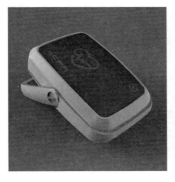
图 1-13　心肺复苏辅助器

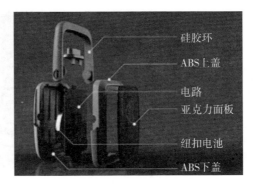
图 1-14　心肺复苏辅助器结构图

（二）操作说明

1. 按照心肺复苏的操作要求，对救治环境是否安全进行评估。

2. 判断患者意识，检查患者呼吸，拨打"120"急救电话；检查患者脉搏；对没有意识、没有呼吸、没有脉搏的患者准备进行心肺复苏操作。

3. 打开心肺复苏辅助器电源，将辅助器佩戴于施救者手指上，等待辅助器发出"滴滴"按压频率提示音后进行心肺复苏操作。心肺复苏操作按压频率按照提示音的节奏进行调整，使操作与提示音同步；按压深度根据提示灯的颜色变换进行调整，当提示灯为蓝色，提示按压深度不足，当提示灯为红色，提示按压深度过大，确保按压深度始终处于绿灯范围。

4. 按照心肺复苏术（CPR）操作要求，对患者进行人工呼吸，按压与呼吸比为30∶2。如有条件应尽早对患者进行自动体外除颤器（AED）除颤操作。

（三）维护保养

1. 使用完毕后，应对心肺复苏辅助器进行消毒处理，防止交叉感染。
2. 定期检查心肺复苏辅助器电池电量，电池电量不足时应及时更换电池。

五、智能型止血带

智能型止血带主要应用于突发灾难现场、院前急救等应急救援环境，适用于四肢动脉止血。可测量止血压力，能指导使用者施加合适的止血压力，避免因止血压力不足造成止血失败或止血压力过大造成损伤（图1-15）。

（一）技术参数

质量≤500g；电池供电时间≤5 h；具备止血压力指示功能。

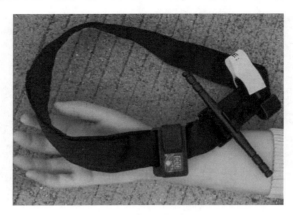

图 1-15　智能型止血带

（二）操作说明

1. 选择合适的四肢止血位置，一般情况下，上肢止血应在上臂的上 1/3 处，下肢应在大腿根处结扎止血带。

2. 将止血带活动一端穿入压力测量装置的止血带固定端，并稍用力拉紧止血带，将固定粘扣粘牢固。

3. 打开压力测量装置电源，用绞棒旋紧止血带，同时注意观察压力测量装置上显示的止血压力。当达到合适的止血压力后，将绞棒固定在绞棒固定端。

4. 注意记录止血带的使用时间，止血带每小时需松脱一次以防止肢体供血不足引起坏死。

（三）维护保养

1. 使用完毕后应对止血带进行消毒处理，防止交叉感染。
2. 定期检查止血带压力测量装置电池电量，电池电量不足时应及时更换。

第二章

系列背负组合式医疗单元研发

一、综合急救背囊

急救背囊配备医疗小分队，适用于灾害事故现场紧急救治。

（一）技术参数

1. 主要参数

（1）尺寸：≤500mm（长）×400mm（宽）×700mm（高）。

（2）质量：≤15kg。

2. 囊体织物性能

（1）单位面积质量：≤430 g/m^2。

（2）断裂强力：经向≥3000 N，纬向≥2600 N。

（3）撕破强力：经向≥390 N，纬向≥300 N。

（4）耐磨性：≥6000 次。

（5）静水压：初始≥20 kPa，洗 5 次后≥2 kPa。

（6）沾水等级：≥3 级。

（7）垂直燃烧续燃时间、阴燃时间均≤8s；垂直燃烧损毁长度≤150mm。

（8）抗粘连性：无粘连。

（9）耐低温：-40℃无破裂或龟裂。

（10）缝纫损伤率：≤5%。

3. 内装药品器材　见表2-1。

表 2-1　内装药品器材

序号	品名	规格	单位	数量	备注
包扎止血模块					
1	旋压式止血带	38mm×890mm	条	4	含记号笔
2	急救止血绷带	100mm×3500mm	条	2	

续表

序号	品名	规　格	单位	数量	备注
3	创可贴		片	20	
4	急救包扎包	100mm×1200mm	条	4	
		150mm×1200mm	条	2	
		200mm×1400mm	条	1	
5	压缩曲线纱布	110mm×3500mm	块	4	
6	绷带卷（非弹性）	70mm×4500mm	卷	4	
7	自粘弹性绷带	100mm×4500mm	卷	3	
8	弹性绷带帽		个	3	
固 定 模 块					
9	卷式夹板（医用外固定夹板）	110mm×920mm	个	4	
10	医用透气胶带	25mm×9100mm	卷	1	
通 气 模 块					
11	直型静脉留置针	14G	支	1	
12	一次性使用鼻咽通气道	I.D.7.0mm	个	2	
	润滑剂	2.7g	袋	2	
13	喉罩	4#	个	1	
	润滑剂	2.78g	袋	1	
14	简易呼吸器（含面罩）		个	1	
15	手动负压吸引器		个	1	
输 注 模 块					
16	静脉输液模块		套	3	
（1）	橡胶止血带	400mm	根	1	
（2）	一次性使用静脉留置针	18G	个	1	
（3）	自粘性薄膜敷料	60mm×90mm	片	1	
（4）	医用方纱	50 mm×70 mm	块	1	
（5）	一次性注射器	10ml	个	1	
（6）	一次性使用输液接头		个	1	
（7）	碘伏消毒棉片	210mm×160mm	片	1	
（8）	可调节精密输液器		个	1	
17	一次性注射器	2ml	个	6	
		5ml	个	12	
		10ml	个	2	
器 械 工 具 模 块					
18	急救保温毯	2500mm×2000mm（普通）	个	2	
19	眼罩		个	2	
20	听诊器		个	1	
21	电子血压计	腕式	个	1	
22	血氧监测指夹		个	1	

续表

序号	品名	规格	单位	数量	备注
23	微型超声(蓝牙)		个	1	选配
24	医用手套	7.5#	双	5	
25	碘伏消毒棉片	210mm×160mm	片	20	
26	砂轮		个	2	
27	伤情卡		份	30	
28	可头戴式手电	LED	个	1	
29	急救剪	190mm	把	1	
急 救 药 品 模 块					
30	莫西沙星		盒	2	
31	对乙酰氨基酚		盒	2	
32	芬太尼透皮贴	8.4mg	贴	2	应急配置
33	安定注射液	10mg	支	5	
34	盐酸肾上腺素注射液	1mg	支	5	
35	盐酸多巴胺注射液	20mg	支	5	
36	硫酸阿托品注射液	0.5mg	支	5	
37	羟乙基淀粉(130/0.4)氯化钠注射液	500ml	袋	1	
38	0.9%葡萄糖氯化钠注射液	100ml	瓶	3	
39	注射用氨甲环酸	0.5g	支	3	
40	乳酸左氧氟沙星氯化钠注射液	0.5g/100ml	袋	3	
41	藿香正气滴丸	2.6g	袋	6	
常见病用药模块					
42	口服补液盐	13.95g	袋	3	
43	硝酸甘油	0.5mg	瓶	1	
44	999感冒灵胶囊	0.5g	盒	2	
45	蛇药片		盒	1	

(二)操作说明

1. 背囊的展收与调节

(1)内装急救器材与药品的取用:将内装急救器材与药品按背囊指定位置分类集装,以便快速取用。

(2)背囊的开启与闭合

1)背囊的开启:拉开背囊拉链,将背囊展开,水平放置,充分展开。

2)背囊的闭合:合拢背囊,拉合拉链。

3)防雨罩的使用。

2. 旋压式止血带:主要由固定带、自粘带、绞棒、扣带环组成(图 2-1)。用于四肢动、静脉大出血止血。

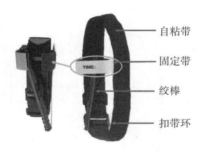

图 2-1　旋压式止血带组成

（1）单手上臂止血（自救）：①将自粘带插入扣带环形成环状，套入伤肢，绞棒朝上置于上臂中上 1/3 处或伤口上 5~8cm，位置尽可能高，尽可能拉紧；②拉紧自粘带反向粘紧；③转动绞棒，直至出血停止或远端动脉搏动消失；④将绞棒卡入固定夹内，多余自粘带继续缠绕肢体后，用固定带封闭；⑤记录止血时间。

（2）下肢止血（自救）：同单手上臂止血（图 2-2）。

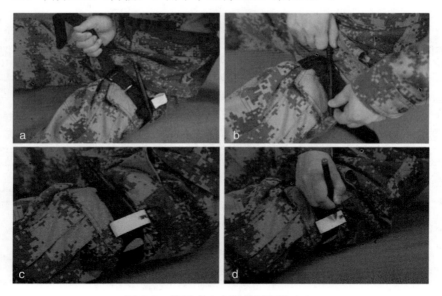

图 2-2　旋压式止血带单手下肢止血

a.套入伤肢，并反向拉紧自粘带；b.转动绞棒，并固定；c.整理多余的自粘带，用固定带封住；d.记录止血时间

（3）下肢止血（互救）：见图 2-3。①操作者将自粘带从伤侧大腿下方绕过，绞棒朝上置于大腿中上 1/3 处，将带子的自由端穿过带扣内侧扣眼，拉紧自粘带，将自由端从外侧扣眼穿出；②转动绞棒，直到出血停止或远端动脉搏动消失；③用绞棒固定夹卡住绞棒；④将多余的自粘带继续缠绕后用固定带封住绞棒；⑤记录操作时间。

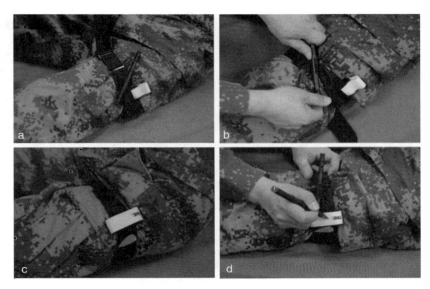

图 2-3 旋压式止血带双人下肢止血

a.套入伤肢，并反向拉紧自粘带；b.转动绞棒，并固定；c.整理多余的自粘带，用固定带封住；d.记录操作时间

（4）注意事项：①扎止血带松紧度以出血停止为宜或远端动脉搏动不能触及。扎止血带后，不能被衣物、装具等遮盖。严密观察伤员的生命体征。②记录开始止血的时间，同时注意观察末梢循环。如伤员出现大汗、烦躁、表情极度痛苦时，可根据出血情况，短瞬轻微调整止血松紧度，但不可随意松开。③非卫生人员不得擅自解开止血带。④解开止血带时动作应缓慢，否则可能因外周阻力下降，导致止血带性休克。如两个肢体同时使用止血带时，切不可同时放松。为防止肢体缺血坏死，原则上止血带使用时间不宜超过 2h。尽一切可能后送至有条件进行确切止血的医疗机构。⑤止血带不宜直接扎在皮肤上，应用衣服、三角巾、毛巾等衬垫。⑥使用止血带后要反复评估出血是否停止，休克是否控制。

3. 急救止血绷带

（1）组成：急救止血绷带由自粘弹性绷带和敷料组成，敷料创面材料为海洋生物材料提取加工而成，具有抗菌、止血、促进创面愈合、促进渗液吸收等作用。操作简便易学，具有包扎、止血和骨折辅助固定功能。用于出血创面的止血、包扎。也可用于骨折辅助固定。适用于躯干、四肢等部位的伤口包扎。

（2）操作流程：见图 2-4。

1）暴露伤口，取出急救止血绷带并打开，敷料面朝向伤口。

2）敷料面置于伤口上并按压片刻，继续缠绕绷带。

3）直至完全覆盖敷料垫，剪断绷带，或在绷带末端将固定钩挂于上层绷带上。

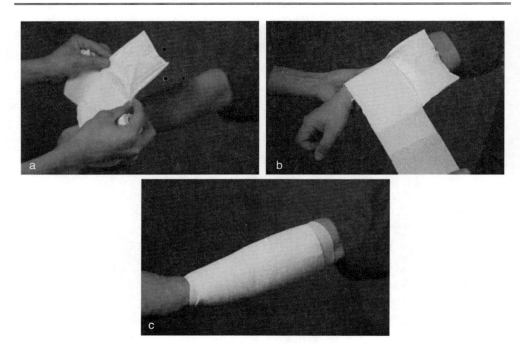

图 2-4 急救止血绷带上肢包扎

a.充分暴露伤口,敷料面朝向伤口;b.敷料面朝向伤口按压片刻后继续缠绕;c.包扎完成

4. 创可贴:用于小块的创伤应急治疗,从而起到暂时止血、保护创面的作用。

5. 急救包扎包:将绷带、敷料合为一体,具有包扎、止血和骨折辅助固定功能。操作简单,便于掌握。可用于不同部位的伤口紧急包扎、止血和固定。

(1)头部包扎:①暴露伤口,取出急救创伤绷带并打开,敷料面朝向伤口,置于伤口上;②将绷带卷经耳前、颌下缠绕至头顶部一周,将绷带穿过加压环并反向拉紧,由耳前—颌下—对侧耳前—经加压环后方绕过;③将绷带沿颞部—眉弓—对侧颞部的水平方向缠绕;④将固定钩挂于上一层绷带上。

注意:包扎时,急救创伤绷带的力度以控制出血而不影响伤部血供为宜。止血敷料的面积应大于伤口,以保证创面的完整覆盖,防止创面污染。经过颌下的绷带不易过紧,以免影响张口运动及呼吸。额前缠绕的绷带应位于眉上。

(2)肩部包扎技术(图 2-5):①暴露伤口,取出急救创伤绷带并打开,敷料面朝向伤口,置于伤口上;②绷带卷经伤侧腋下缠绕一周后,将绷带穿过加压环并反向拉紧,继续缠绕一周;③将绷带经后背从对侧腋下绕过,再经胸前至伤肩处做"8"字形缠绕;④固定钩挂于绷带上。

注意:绷带的包扎应不影响关节的活动,定时观察伤侧肢体的血供情况。

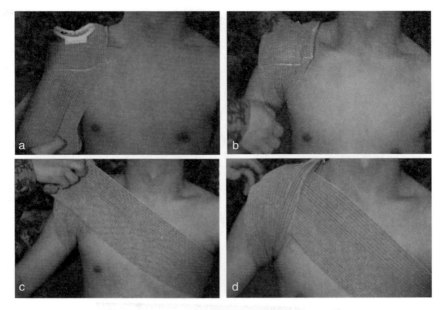

图 2-5 急救创伤绷带肩部包扎

a.充分暴露伤口,敷料面朝向伤口加压环反向拉紧;b.绷带卷经伤侧腋下缠绕一周后;
c.绷带经后背从对侧腋下绕过,再经过胸前至伤肩处;d.将固定钩挂于上一层绷带上

（3）胸部包扎（图 2-6）：①暴露伤口,取出急救创伤绷带并打开,敷料面朝向伤口,置于伤口上；②绷带卷经胸前缠绕一周后,将绷带穿过加压环并反向拉紧后,斜行至后背部经健侧肩部再回至胸前继续缠绕；③缠绕数周后,将固定钩挂于上一层绷带上。

注意：观察伤者的呼吸,如果伤员有开放性气胸,应将急救创伤绷带的外包装袋置于伤口后封闭伤口,再使用急救创伤绷带进行加压包扎。

（4）腹部包扎：①暴露伤口,取出急救创伤绷带并打开,敷料面朝向伤口,置于伤口上；②沿腹部缠绕一周后,绷带穿过加压环并反向拉紧,继续缠绕数周,保证绷带完全覆盖敷料垫；③将固定钩挂于上一层绷带上。

注意：如有腹腔脏器脱出,切忌回纳,并注意保护。

（5）肘（膝）部包扎（图 2-7）：①暴露伤口,取出急救创伤绷带并打开,敷料面朝向伤口,置于伤口上。使肘（膝）部处于屈曲位。②绷带卷经肘（膝）部缠绕一周后,将绷带穿过加压环后并反向拉紧,继续缠绕一周后,在肘（膝）部做"8"字形继续缠绕。③将固定钩挂于上一层绷带上。

注意：包扎时伤肢应处于屈曲功能位,包扎后以不影响关节的活动为宜。

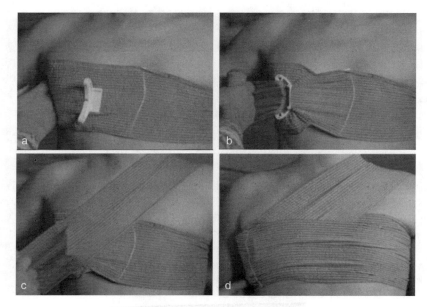

图 2-6　急救创伤绷带胸部包扎

a.充分暴露伤口，敷料面朝向伤口；b.绷带卷经胸前缠绕一周后，将绷带穿过加压环并反向拉紧；c.斜行至后背经健侧肩部再回至胸前继续缠绕；d.将固定钩挂于一层绷带上

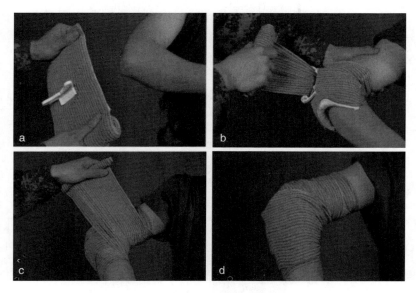

图 2-7　急救创伤绷带肘部包扎

a.充分暴露伤口，敷料面朝向伤口；b.将绷带穿过加压环后反向拉紧；c.在关节部位呈"8"字形继续缠绕；d.将固定钩挂于上一层绷带上

（6）单人前臂包扎（图2-8）：①暴露伤口，取出急救创伤绷带并打开。健侧持绷带卷，将伤肢套入创伤绷带头部的绷带环，将敷料面覆盖于前臂伤口处；②将绷带卷于前臂缠绕一周，绷带穿过加压环并反向拉紧。③继续缠绕前臂，使绷带完全覆盖敷料垫。将固定钩挂于上一层绷带上。

注意：绷带的缠绕力度以控制出血而不影响伤部血供为宜。

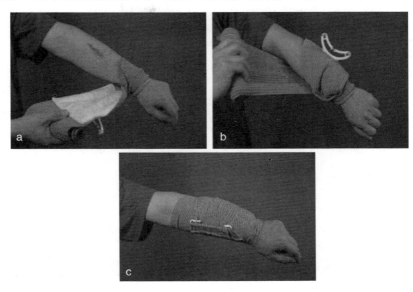

图 2-8　急救创伤绷带单人前臂包扎

a.将伤肢套入创伤绷带头部的绷带环；b.将绷带卷于前臂缠绕一周；c.将固定钩挂于上一层绷带上

（7）双人前臂包扎（图2-9）：①暴露伤口，取出急救创伤绷带并打开。敷料面朝向伤口，置于伤口上。②将绷带卷于前臂缠绕一周，绷带穿过加压环并反向拉紧。③继续缠绕前臂，使绷带完全覆盖敷料垫，将固定钩挂于上一层绷带上。

注意：绷带的缠绕力度以控制出血而不影响伤部血供为宜。

（8）腹股沟部位包扎：①暴露伤口，使用压缩曲线纱布填塞伤口，取出急救创伤绷带并打开，敷料面朝向伤口，置于伤口上；②将绷带卷经臀下缠绕一周后穿过加压环并反向拉紧，继续缠绕一周；③经腰后至健侧髂前，再绕回至伤处做"8"字形缠绕；④将固定钩挂于上一层绷带上。

注意：使用压缩曲线纱布填塞时应压迫片刻。

（9）断肢残端包扎（图2-10）：①暴露伤口，取出急救创伤绷带并打开，将敷料内面覆盖于残端创面上，用敷料将残端包裹；②绷带卷经残端上方缠绕2周，经残端面开始行交叉包扎，直至残端面被绷带完整包扎；③将固定钩挂于上一层绷带上。

注意：止血敷料的面积应大于伤口，以保证创面的完整覆盖，防止创面污染。断端肢体需用无菌或清洁纱布包裹好，不能丢弃，与伤员一同转运。

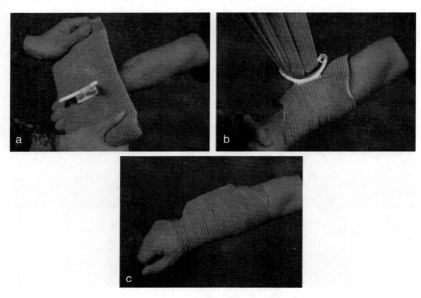

图 2-9　急救创伤绷带双人前臂包扎

a.充分暴露伤口，敷料面朝向伤口；b.穿过加压环反向拉紧；c.将固定钩挂于上一层绷带上

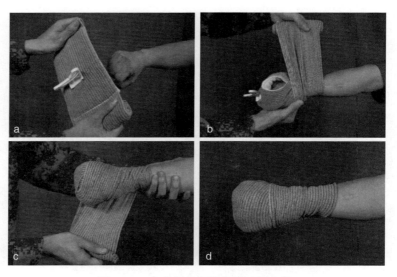

图 2-10　急救创伤绷带断肢残端包扎

a.充分暴露伤口，敷料面朝向伤口；b.绷带卷经残端上方缠绕2周；c.经残端面开始行交叉包扎；
d.将固定钩挂于上一层绷带上

6. 压缩曲线纱布：用纯棉脱脂棉纱压缩成的方形敷料卷，用于出血伤口临时填塞、压迫止血（图2-11）。

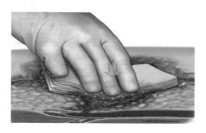

图2-11　压缩曲线纱布压迫止血

（1）充分暴露伤口。
（2）快速向伤口内填塞压缩曲线纱布后按压片刻。
（3）外用敷料绷带加压包扎。
（4）注意事项：在清创取出填塞敷料时应警惕可能再次发生大出血。

7. 弹性绷带（非弹性）。

8. 自粘弹性绷带：自粘弹性绷带采用全棉弹性布添加氨纶丝为基材，通过自动喷胶设备在全棉弹性布上喷上天然乳胶，天然乳胶不粘人体皮肤，而弹性绷带相互有粘结力，通过绷带相互粘结达到包扎和固定的作用。可用于肩关节脱位、肱骨大结节撕脱骨折、肩袖损伤、肱骨外科颈骨折等的固定包扎、固定（图2-12）。

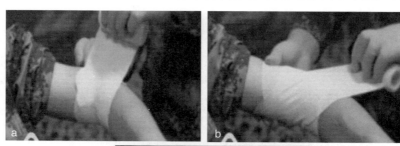
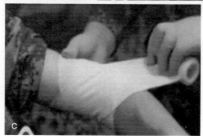

图2-12　自粘弹性绷带包扎固定

a.敷料上缠绕2～3圈；b."8"字形自下而上缠绕；c.固定

注意事项：对天然橡胶皮肤过敏者慎用；自粘绷带储存期间不得接触酸、碱、铜、锰等有害物质。

9. 卷式夹板：卷式夹板操作性强，可用于上肢、下肢骨折的固定；也可用作颈部、手指夹板（按需要可将夹板任意裁剪）及肩关节脱臼固定，保护伤员，减少二次损伤。

10. 医用透气胶带：敷料及其他粘结固定。

11. 胸腔穿刺针：胸腔穿刺针是张力性气胸和闭合性气胸排气减压的重要急救器械，用于解除伤员张力性气胸。胸腔穿刺针的基本原理是当伤员胸膜腔内压力显著高于大气压力时穿刺胸膜腔，退出穿刺针芯后，胸膜腔通过套管与大气相通，内部气体排出体外，直到与大气压力相等为止。胸腔穿刺针套管可与引流导管连接，方便引流。

（1）组成：胸腔穿刺针的基本结构是钢制针芯和塑料套管。

（2）用途：胸部外伤合并进行性呼吸困难，伴有躁动不安、大汗淋漓，严重时可出现发绀和休克，高度怀疑张力性气胸时进行胸腔穿刺减压排气。

（3）操作流程（图2-13）：①伤员胸廓饱满、呼吸困难。②定位：伤侧锁骨中线第2肋间或腋前线第4、5肋间。③消毒皮肤后左手绷紧穿刺部位周围皮肤，右手持穿刺针于穿刺部位上方垂直进针。左手示指与拇指固定针栓，右手抽出针芯。用胶布固定针栓。④观察伤员的体征变化，多数伤员的呼吸困难会在短时间内减轻。⑤采用合适的方法固定穿刺针。

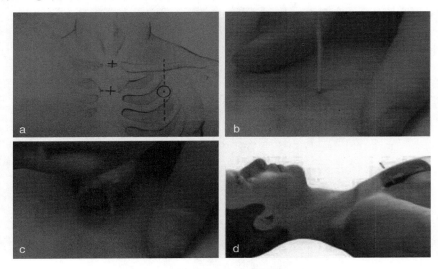

图 2-13　胸腔穿刺

a.定位：锁骨中线第2、3肋间；b.消毒皮肤、选择穿刺点；c.垂直进入胸腔；d.穿刺成功示意图

（4）注意事项

1）进针时一定要紧贴肋骨上缘，如在肋骨下缘进行，会误伤沿肋骨下缘走行的肋间血管和神经。

2）穿刺针进入胸腔不宜过深，以免损伤肺组织，一般阻力消失后，针头以再进入胸腔 0.5～1.0cm 为宜。

3）穿刺方向不要偏向乳头垂线内侧或朝向心脏。

4）禁忌证：单纯气胸、血胸、单纯肺气压伤、禁用于儿童和孕妇。

5）并发症：疼痛、出血、感染、局部神经损伤；可能引起肋间肌麻木或麻痹；肺组织损伤。

12. 鼻咽通气道（含润滑剂）：及时有效地开放气道、保持气道通畅是抢救伤员的首要步骤。在战场一线救治环境下，如出现伤员意识不清、呼吸困难等表现，应将伤员迅速搬至非交火区。紧急气道分级管理技术既包括简单的手法开放气道，也包括复杂的人工气道建立。单兵不同层级救治人员应熟悉气道的解剖特点，掌握常用的气道管理技术，根据伤员情况和救治条件选用适宜、有效的气道开放和管理措施，对提高救治效果十分重要。

（1）组成：鼻咽通气道（图 2-14）是一种简易方便的声门外通气装置，是一个中空的通气管，直径为 4～8mm，材质软硬适中。用于解除上呼吸道梗阻，保持气道通畅。

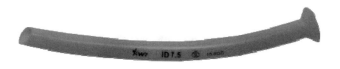

图 2-14　鼻咽通气道

（2）操作流程：见图 2-15。

1）评估伤员意识与呼吸，清除鼻腔分泌物。

2）伤员取平卧位，头后仰。

3）选择合适型号：测量鼻尖至耳垂的距离。

4）润滑鼻咽通气道。

5）手持鼻咽通气道上 1/3 处，弯曲面朝上，轻轻捻动鼻咽通气道自一侧鼻孔沿鼻中隔向内推送，直到外露边缘紧贴鼻翼为止；如遇到阻力换至另一侧鼻腔放置。

6）检查是否有气体从鼻咽通气道内流出。

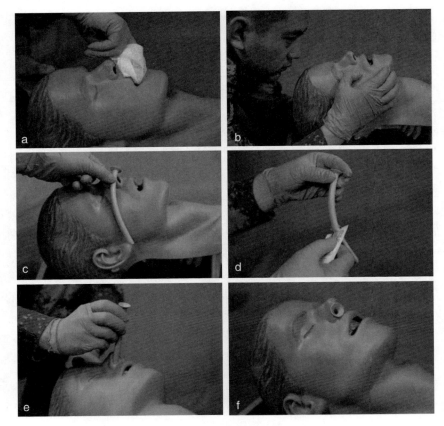

图 2-15 放置鼻咽通气道

a.清理口鼻分泌物；b.开放气道；c.测量长度；d.润滑；e.放置；f.放置到位

（3）注意事项

1）适应证：鼻咽通气道的刺激性较小，半清醒和清醒的伤员更容易耐受。

2）禁忌证：包括鼻骨骨折、脑脊液耳鼻漏和颅脑骨折，如从耳或鼻腔流出透明液体（脑脊液），则不要使用鼻咽通气道。避免暴力放置鼻咽通气道，如果遇到阻力，拔出重新润滑后，尝试另一侧鼻孔放置。

3）并发症：鼻道损伤、鼻腔出血和喉痉挛等。

13. 喉罩：喉罩是一种带套囊的喉周封闭气道工具，有较好的气道通气效果并且能够防止食物反流。任何体位都可以给予放置，尤其是当救治者技能有限或者伤员有颈椎损伤时，可以选择喉罩进行通气。依据伤员的体重选择合适的型号，在使用时，救治者优势手持用水溶性润滑剂润滑过的喉罩，一手打开口腔，沿硬腭到软腭的方向插入。操作方法简单易学，对于非专业人员首次插管成功率为

81%~96%，且通气效果好，但喉罩不宜长期放置，应当在 8h 内行气管插管或气管切开（图2-16）。

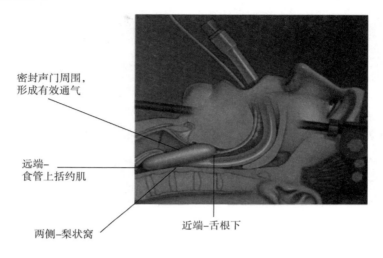

图 2-16 喉罩

（1）组成：第一代喉罩，即经典型喉罩，由通气导管和通气罩两部分组成。通气导管与普通气管导管相似，用硅胶或塑料制成，其一端开口，可与通气装置，如麻醉机或简易呼吸器相连接。另一端为通气罩，呈椭圆形，用软橡胶制成，周边隆起，其内为空腔，经注气导管向通气罩充气后，通气罩封闭喉部周围，使气体定向由声门进出，形成通气道。通气罩近端与注气管相连，通过注气管向内注气即可使之膨胀，从而与喉部密切接触，避免漏气。

（2）用途：用于完全性或部分上呼吸道梗阻意识不清的伤员。

（3）操作流程：见图2-17。

1）体位摆放：将伤员放置自然体位，头部轻度后仰。

2）清理呼吸道。

3）选择适宜的喉罩：正常成人选择4号，喉罩气囊充气，检查外观及充气囊是否破损或异常。一手持喉罩充气囊，另一手用20ml注射器缓慢抽气，使前端形成一个倒立的扁平勺状。润滑剂涂抹喉罩背侧及充气囊底部。

4）放置喉罩：一手持笔状握住喉罩柄，另一手打开口腔，沿硬腭到软腭将喉罩放置到口腔，门齿刻度应位于喉罩柄的标识线上，即放置到位。远端到食管上括约肌，近处在舌根下，两侧在梨状窝。

5）固定喉罩：用20ml注射器充气，充气量=（气囊型号-1）×10ml，气囊充分充气至足够密封。

6）确定位置：使用简易呼吸器辅助通气，肺部听诊呼吸音。

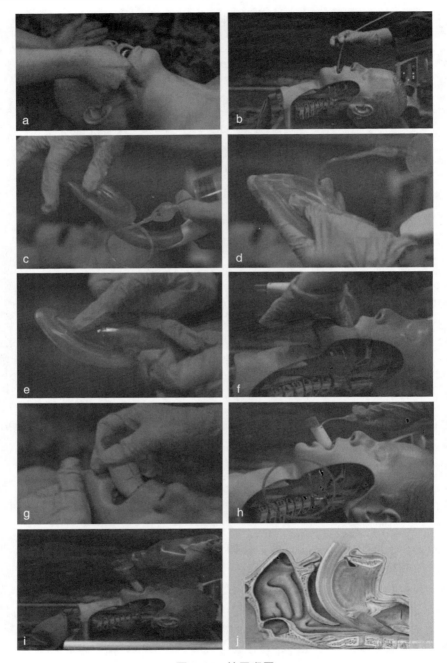

图 2-17 放置喉罩

a.头后仰,开放气道;b.清除口咽分泌物;c.气囊充气,检查有无破损;d.抽尽气囊内空气;e.插入口腔,沿硬腭到软腭;f.放置到咽喉部;g.充气囊固定;h.评估通气效果;i.喉罩放置到位;j.喉罩放置结构图

（4）注意事项

1）搬动伤员后，尤其是头部活动后，要重新检查通气情况，有无漏气。

2）正压通气时，压力尽量控制在 20cmH_2O 内，以免漏气或气体进入胃内。

3）注意观察通气效果，注意防止反流误吸。

14. 简易呼吸器：气囊-阀门面罩通气装置又称简易呼吸器，是一种可通过面罩、喉罩或气管插管以手动方式提供正压通气的设备。对于窒息或高碳酸血症的伤员，在气管插管前或插管过程中，简易气囊面罩通气是最初的急救措施。该设备也称人工复苏器，成人人工复苏器自发膨胀的容积为 1600ml，儿童为 500ml，婴儿为 240ml。这些阀门可以释放过大的气道压力，使最大气道压控制在 40cmH_2O 以内，防止气压伤（图 2-18）。

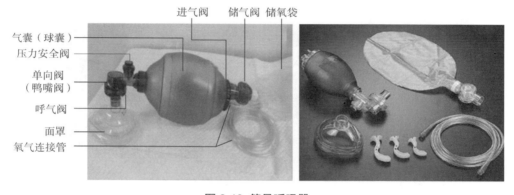

图 2-18 简易呼吸器

（1）组成：由一个自发膨胀气囊、一个单向进气阀和一个靠近伤员端的非重复呼吸阀门组成。伤员端的阀门有一个外径 22mm 的通用连接器，可以与标准的气管插管、喉罩及环甲膜切开或气管切开套管相连。氧气的进气口位于袋子的单向阀门端，以接受氧气源输送氧气。

（2）用途

1）心肺复苏。

2）使用机械通气伤员途中转运。

3）临时替代机械呼吸机：遇到呼吸机因障碍，停电等特殊情况时，可临时应用简易呼吸器替代。

（3）操作流程：见图 2-19。

1）手法开放气道，清除口腔分泌物。

2）使用"E-C"手法给予伤员面罩通气，面罩尖端朝向伤员鼻尖，开放气道，挤压球囊达到有效通气。

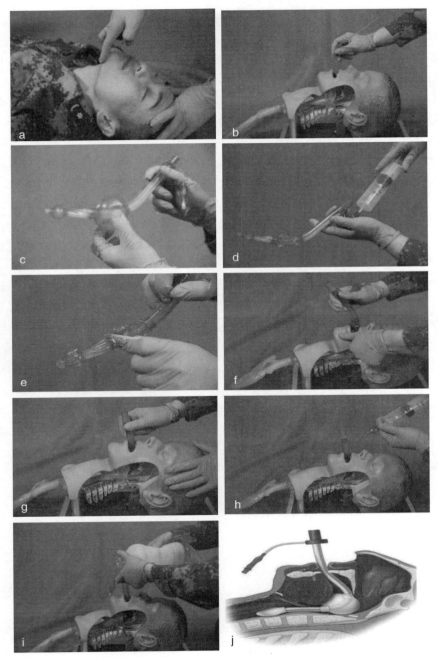

图 2-19 放置喉通气管

a.打开气道，头后仰；b.清除口咽分泌物；c.气囊充气，检查有无破损；d.抽尽气囊内空气；e.润滑气囊；f.从口腔沿硬腭到软腭插入；g.放置到位；h.充气固定；i.评估通气效果；j. 通气管放置结构图

3）使用时呼吸频率 12～14 次/分，吸呼比一般为 1.5∶2。

4）使用面罩时注意应紧贴伤员面部，以防漏气。

5）密切观察伤员口唇与面部颜色的变化。

6）观察伤员胸部是否随压缩球体而起伏。

15. 手动负压吸引器：用于清除气道分泌物。

16. 静脉输液模块：用于伤员静脉输液。

17. 一次性注射器：用于注射。

18. 急救保温毯

（1）打开保温毯，将其置于伤员身下。

（2）先右后左包裹伤员下半身。

（3）将头部保温毯横折约 30cm 宽，包裹伤员头顶部，经下颌包裹双侧颞部。

（4）将头部多余部分保温毯经下颌包裹头部。

（5）应尽量减少伤员暴露，如伤员衣物潮湿，应给予去除。

19. 眼罩：保护伤眼。

20. 听诊器。

21. 电子血压计：用于转运途中血压测量，具有体积小、易于携带的优点。测量时，首先需露出手腕，手心朝上放平，腕式血压计表面朝上，从一侧裹住手腕粘上腕带，注意不要粘得不能太松或太紧，手保持和心脏在同一高度；双腿放松自然着地，身子坐正，测量过程中不要说话，按下腕式血压计开始开关，血压仪自动开始测量，片刻后血压仪上就会出现伤员血压值。

22. 血氧监测指夹：主要用于监测血氧饱和度、脉率。血氧是表示血液中氧气含量的一个术语，血氧计是一种利用光电技术测量氧合血红蛋白相对浓度的装备。其中的脉搏血氧计利用动脉的搏动性来测量动脉血血氧值，具有无创、动态测量的优势。

使用前，先按下复位键，仪器进入准备状态；然后按启夹口，将左手或右手中指伸入工作仓，这时可以看见工作仓内的红外线亮灯，主要保持手指干燥无异物；等待手指和工作仓完全接触后，进入检测状态，检测中保持受检手指稳定无晃动；仪器稳定后即显示伤员的血氧饱和度、脉率和血氧波形。

23. 医用手套：用于预防交叉感染。

24. 碘伏消毒棉片：用于伤口的清理和消毒。

25. 砂轮：用于划割玻璃瓶和针剂瓶。

26. 伤票：用于伤员伤情及处置的记录。

27. 可头戴式手电：用于照明。

28. 急救剪：安全式设计，用于剪割衣物，充分暴露伤口。

29. 莫西沙星：用于治疗成人敏感细菌所引起的感染。
30. 对乙酰氨基酚：用于普通感冒或流行性感冒引起的发热，也可用于缓解轻至中度疼痛如头痛、关节痛、偏头痛、牙痛、肌肉痛、神经痛、痛经。
31. 芬太尼透皮贴：用于镇痛镇静。
32. 地西泮注射液：起安神的作用，还可以缓解失眠的症状。
33. 盐酸肾上腺素注射液：用于抗休克。
34. 盐酸多巴胺注射液：用于抗休克。
35. 硫酸阿托品注射液：用于抗休克。
36. 羟乙基淀粉（130/0.4）氯化钠注射液：静脉注射，治疗和预防血容量不足，用于休克伤员的复苏。
37. 0.9%葡萄糖氯化钠注射液：补充血糖。
38. 注射用氨甲环酸：用于急性或慢性、局限性或全身性原发性纤维蛋白溶解亢进所致的各种出血。
39. 乳酸左氧氟沙星氯化钠注射液：用于治疗敏感菌引起的感染。
40. 藿香正气滴丸：用于外感风寒、内伤湿滞或夏伤暑湿所致的感冒，症见头痛昏重、胸膈痞闷、脘腹胀痛、呕吐泄泻。
41. 口服补液盐：治疗和预防急、慢性腹泻造成的轻度脱水。
42. 硝酸甘油：可以暂时缓解心肌缺血。
43. 999感冒灵胶囊：解热镇痛。用于感冒引起的头痛、发热、鼻塞、流涕、咽痛。
44. 蛇药片：清热、解毒、消肿止痛，用于毒蛇、毒虫咬伤。

（三）维护保养

1. 内装耗材的更新：对超过有效期的急救器材和药品必须进行轮换更新。
2. 背囊的储存。
3. 通常情况下应在温度20℃、湿度不大于60%的环境中存放。
4. 应放置于通风、干燥的仓库中，避免日光暴晒，避开热源及易燃物品。
5. 背囊长期存放时，应把设备内部的电池取出。充电电池应每3个月充放电一次。

二、紧急手术背囊

急救背囊配备医疗小分队，适用于灾害事故现场紧急救治。

（一）技术参数

1. 主要参数　同综合急救背囊。
2. 内装药品和器材　见表2-2。

表 2-2　内装药品和器材

序号	品名	规　格	单位	数量	备注
1	直型静脉留置针	14G	支	5	
2	环甲膜切开套装		套	1	
3	气管切开手术器械包		套	1	
4	创伤手术包		套	2	
5	颅脑减压手术器械包		套	1	
6	胸腔闭式引流包（含引流管）		套	2	
7	利多卡因		支	10	
8	地西泮		支	10	
9	咪达唑仑		支	10	
10	丙泊酚		支	10	
11	一次性导尿包		包	2	
12	一次性手术洞巾		个	5	
13	急救包扎包	200mm×1400mm	个	5	
14	急救止血绷带	100mm×4500mm	个	5	
15	明胶止血海绵		块	5	
16	压缩曲线纱布	110mm×3500mm	块	20	
17	无菌纱布块	75mm×75mm	块	100	
18	旋压式止血带	38mm×890mm	条	5	
19	医用胶布	25mm×9100mm	卷	2	
20	碘伏消毒棉片	140mm×90mm	片	30	
21	酒精消毒棉片	140mm×90mm	片	30	
22	手套		副	5	
23	口罩		个	5	
24	敷料剪	190mm	把	2	
25	手术服		件	2	
26	头灯		个	2	
27	护目镜		副	2	
28	笔		支	2	
29	手术记录单		本	1	

（二）操作使用

1. 背囊的展收与调节：同综合急救背囊。
2. 胸腔穿刺针。
3. 环甲膜切开套装：适用于对人体的穿刺、引流。
4. 气管切开手术器械包：主要供气管切开手术时使用。

5. 创伤手术包：进行简单伤口清创、缝合及止血治疗。

6. 胸腔闭式引流包（含引流管）：由引流袋、三通接头和排液导管组成，用于治疗外伤后的胸腔积液和气胸，维持伤员的呼吸功能。

操作流程见图 2-20。

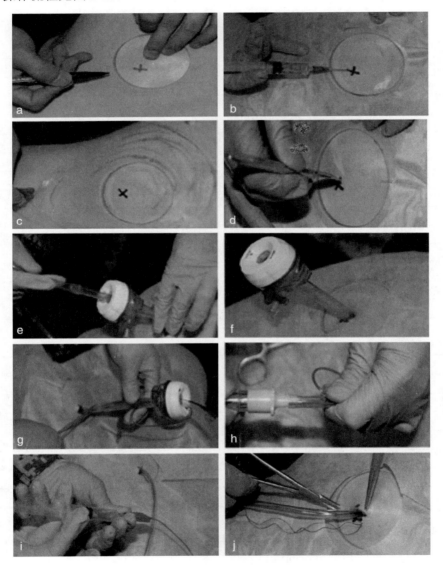

图 2-20　胸腔闭式引流操作流程

a.选择穿刺位置；b.局部清洁、消毒；c.局部麻醉；d.切开皮肤；e.放置"戳卡"，并拔出内芯；f.放置胸腔引流管；g.固定引流管，撤出"戳卡"；h.连接胸腔闭式引流袋；i.气囊充气固定；j.引流口处皮肤缝合

（1）选择穿刺位置。

（2）采用碘伏消毒棉片进行局部消毒。

（3）穿刺位置进行局部麻醉。

（4）用手术刀切开穿刺部位皮肤。

（5）将"戳卡"放入穿刺部位，取出内芯。

（6）将引流管放入"戳卡"。

（7）固定引流管，撤出"戳卡"。

（8）连接胸腔闭式引流袋，固定。

（9）引流口出进行缝合，并采用敷贴护创、固定。

7. 利多卡因：用于缓解疼痛，用于无破损皮肤。

8. 地西泮：抗焦虑、抗惊厥药。用于抗焦虑、镇静催眠，还可用于抗癫痫和抗惊厥等。

9. 咪达唑仑：麻醉药。用于麻醉前给药。

10. 丙泊酚：麻醉药。用于全身麻醉诱导和维持，也可用于加强监护患者接受机械通气时的镇静。

11. 一次性导尿包。

12. 一次性手术洞巾：适用于医疗机构手术时的隔护。

13. 急救包扎包。

14. 急救止血绷带。

15. 明胶止血海绵：一种止血剂，用于控制常规手段不能或无法控制的毛细血管、静脉和小动脉止血，以及弥漫性渗血。

16. 旋压式止血带。

17. 医用胶布。

18. 碘伏消毒棉片：用于伤口的清理和消毒。

19. 酒精消毒棉片。

20. 手套：用于预防交叉感染。

21. 口罩。

22. 敷料剪。

23. 手术服：用于防止手术过程和其他有创检查中患者和医护人员之间感染原的传播。

24. 头灯：用于照明。

25. 护目镜：通常可以防止对方的血液、体液、分泌物或风沙等溅入工作人员的眼睛，也可以防止辐射光对眼睛造成的伤害。

26. 笔：用于记录。

27. 手术记录单。

（三）维护保养

1. 内装耗材的更新　对超过有效期的急救器材和药品必须进行轮换更新。

2. 背囊的储存

（1）通常情况下应在温度 20℃、湿度不大于 60%的环境中存放。

（2）应放置于通风、干燥的仓库中，避免日光暴晒，避开热源及易燃物品。

（3）背囊长期存放时，应把设备内部电池取出。对于充电电池应每 3 个月充放电一次。

三、检验背囊

检验背囊配备医疗小分队，适用于灾害事故现场紧急救治。

（一）技术参数

1. 主要参数　同综合急救背囊。

2. 内装物品器材　见表 2-3。

表 2-3　内装物品和器材

序号	品名	规　格	单位	数量	备注
1	生化分析仪	Ointcare M3	台	1	
2	电解质分析仪	WHP-1AⅡ1	台	1	
3	尿液分析仪	PU-4010	台	1	
4	免疫分析仪	NepQD-Infinity-Ⅵ	台	1	
5	血红蛋白分析仪	HB201+	台	1	
6	血糖仪	5D-6	台	1	
7	白细胞分析仪	—	台	1	
8	生化电池模块	215 mm ×170 mm ×26mm　1.1kg	套	1	

（二）操作说明

1. 背囊的展收与调节。

2. 生化分析仪：全自动干式生化分析仪是一款用于单样本多指标同时分析的高度集成、智能、快捷的全自动干式生化分析仪。适用样本类型为血清、血浆及抗凝全血。

分析仪主要结构组成：可变速电机（带动控制配套的试剂盘）、分光光度计（测量盘片检测孔的光信号）、微处理器（用于系统控制与数据采集计算）、彩色触摸屏（操作者与分析仪的交互媒介），见图 2-21。

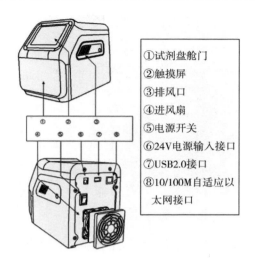

图 2-21　生化分析仪

（1）体积：21.0 cm（长）×12.5 cm（宽）×17.5cm（高）。
（2）重量：约 2.5kg。
（3）电源电压：交流电 100～240V，50～60Hz。
（4）输入功率：120W。
（5）操作环境温度：10～30℃。
（6）操作环境湿度：40%～85%。
（7）大气压力：86.0～106.0kPa。
（8）储存环境温度：0～+40℃。
（9）储存环境湿度：不大于 85%。
（10）操作

1）样本要求：分析仪可使用经肝素锂抗凝的全血、肝素锂抗凝的血浆、血清进行检测。使用肝素抗凝采血管时，应在采血管中至少加入采血管容量50%的血样，以防止由于采血管抗凝剂浓度过高而影响检测结果。

2）试剂盘的准备
①试剂盘从 2～8℃的冰箱中取出即用，无须恢复至室温。
②避免将试剂盘置于温度高于 30℃的环境，避免阳光直射试剂盘铝箔袋或已经取出来的试剂盘。
③沿着位于铝箔包装边缘的易撕口撕开包装袋，用手指夹取试剂盘的侧面取出试剂盘，将其放置在桌面上。

试剂盘表面蓝色膜为保护膜，保护盘片表面避免划伤及污渍，保护膜带有易撕处，待试剂盘放入设备后，再缓慢将其揭掉。试剂盘上表面的三角形切口为样本加样孔，用于样本的加入；试剂盘上表面的圆形切口为稀释液加样孔，用于灭菌注射用水的加入（图 2-22）。

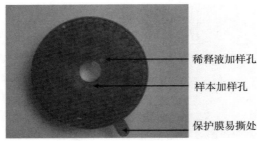

图 2-22 试剂盘

④加样本：使用 100μl 移液枪，将其垂直插入配套枪头中，稍微用力或左右微微转动，使其紧密结合。请勿将枪头接触其他物体，以防止污染。四指握住枪身，用拇指按压移液枪顶部按钮到停止位置并保持。

将枪头没入到样本液面以下慢慢松开按钮，吸取样本，完全松开吸取完成后将移液枪从样本中移开，确保枪头中没有气泡吸入。将移液枪枪头对准试剂盘的样本加样孔，确保枪头垂直插入样本孔，然后倾斜 45°，保持枪头方向与溶液流入方向一致，缓慢按压移液枪顶部按钮，至样本全部进入样本加样槽，注意防止加样过快以致样本溢出（图 2-23）。加样完毕后，将枪头放入生物废弃物箱。

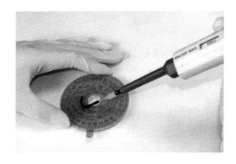

图 2-23 样本加样

⑤加稀释液：使用 425μl 移液枪及配套一次性枪头吸取稀释液（医用灭菌注射用水）并通过稀释液加样孔注入稀释液槽中。

3）生化检测：启动分析仪，系统自检通过，并达到待机温度后进入主界面。点击屏幕上的"生化检测"按钮，进入样本类型选择界面。选择所要检测的样本种类，进入扫描二维码的界面。

二维码扫描完成后，出现试剂盘确认界面，若试剂盘信息无误，点击"√"确定，同时试剂盘舱门自动弹出，等待运行样本检测；点击"×"取消试剂盘信息确认，更换试剂盘条码重新扫描；如果试剂盘已过期，分析仪会提示盘片已过期，请更换盘片。

试剂舱门打开过程中，分析仪界面会提示"出舱中"，然后提示将盘片放入机器。将加好样本和稀释液的待检试剂盘放入舱内，并将试剂盘内圈的卡齿对准盘片连接器的缺口，使两者完全吻合，发出"咔"的声响表明盘片卡合到位，按压盘片边缘确保盘片固定稳固。试剂盘放置完毕，缓慢撕掉试剂盘表面的蓝色保护膜（图2-24）。

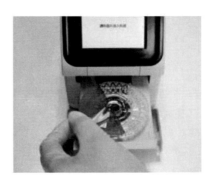

图 2-24　试剂盘

撕掉保护薄膜后请勿触及盘片上表面比色孔周围区域，以防沾染污渍，影响检测结果。点击"进舱"按钮，并选择"√"来确定盘片在试剂舱中，舱门关闭。

试剂舱收回后，检测流程自动开始，依次按照设置的提示输入患者信息，如病历号、年龄、性别、科室及科别等内容。

点击"→"进入下一个输入界面，进行年龄的输入。点击"→"进入患者性别选择界面。

点击选择患者性别后，进入患者科室选择界面。

点击选择科室后，进入患者科别选择界面。

选择完毕，体统界面出现生化检测倒计时。

检测完成后，屏幕显示检测报告单（图2-25），并把检测结果存储到检测数据库中。

点击向上箭头"↑"和向下箭头"↓"翻查检测结果。默认情况下，分析仪自动通过外置打印机打印检测结果。点击"出舱"按钮，分析仪舱门打开，取出试剂盘，并根据实验室生物安全级别对使用过的试剂盘进行相应处理。点击"进舱"按钮，分析仪舱门关闭，系统回到主界面，等待下一次检测。

4）取消检测：如遇特殊情况，须取消分析仪当前检测时，在检测倒计时界面点击屏幕上的"×"按钮，出现确认提示界面；点击"√"按钮确认"取消检测"指令，分析仪会在电机完成当前离心步骤后执行取消检测的命令，依据当前分析仪所处的状态，可能需要 1~2min，然后电机停止转动，舱门自动打开。

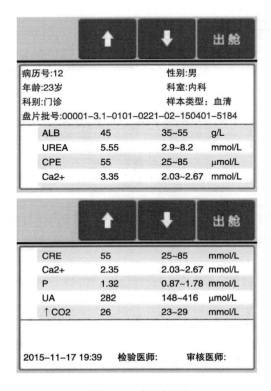

图 2-25　检测结果

5）结果查询：分析仪检测结果被储存在分析仪数据库里，在主界面的"　　"中可以翻查并打印结果。当分析仪连接到外置计算机时，检测结果数据也可以传输到微纳芯生化管理平台软件。

在主界面选择"　　"，点击"样本类型"按钮进入分析仪检测模式选择界面，包括全血、血浆、血清三种检测模式，分析仪默认检测模式为全血，当相应模式变为橘色即表示成功选中。

6）设备维护：为了保持分析仪良好的使用状态，需要定期进行维护和保养。

①每周一次：用柔和清洗剂和柔软抹布擦洗分析仪外表面。

②每月一次：用柔和清洗剂和柔软抹布清洁触摸屏。

③每月一次或按照提示：进行风扇过滤网的清洁。

3. 电解质分析仪：主要用于医院临床血液电解质的浓度测试。可配合测试卡测量血清、血浆、全血、尿液中各种电解质浓度和其他血液生化指标。

（1）输入阻抗：$\geqslant 5\times 10^9 \Omega$。

（2）测量范围：±400 mV。

（3）线性精度：±0.5%。

（4）分辨率：0.1mV。

（5）稳定性：$|\delta|\leqslant$ 0.2mV/4h（25℃±2℃）。

（6）环境温度：0～40℃。

（7）相对湿度：40%～80%。

（8）电源电压：AC 220V±22 V。

（9）电源频率：（50±1）Hz。

（10）输入功率：不大于 30VA。

（11）熔断器（保险丝）：BGDP-1A Φ5×20；零线（内置）和相线（外置）两路。

（12）机器尺寸：260 mm（长）×230 mm（宽）×70mm（高）。

（13）机器净重：1.75kg。

（14）维护保养

1）每次测试完毕后，应用防尘罩将仪器盖上，置于干燥通风、无腐蚀性气体、无强磁场干扰的地方。

2）接触头应保持清洁，必要时用干棉球或无水乙醇擦拭干净，并需经常检查测试探头的弹性，避免探头内部弹簧失灵出现测试结果偏差。

3）常见故障和维修：见表2-4。

表2-4 常见故障与维修方法

部位	故障现象	原因	措施
打印机	打印不清	电压波动造成	换整流器或使用稳压器
	打印淡	卡纸	关机后理顺走纸再开机
	死机	卡纸造成电流过大系统死机	关机后理顺走纸再开机
触摸键盘	按键无反应	导通电阻过大或按键短路	换键盘
液晶块	开机不显示或测量中不显示	电源插头接触不好	插头插到位
保险丝	开机后不显示或打印机不动	保险丝断或接头接触不好	换保险丝插头插好
操作方法	测量值出现偏高或偏低现象	操作步骤不正确	按正确步骤操作

（15）操作

1）准备工作

①将待用测试卡（标准液、质控液、清洗液在常温下）从冰箱中取出，打

开包装袋，取出卡片，在测量孔内加入标准液数滴活化敏感膜，放置 5～10min 备用。

②测量使用的全部器皿，必须使用离子水清洗干净烘干待用，避免交叉污染。

③仪器接通电源后应预热 10min。

2）测量步骤：接通电源，打开开关。输入当日日期、时间，进入测试界面。

3）按〈输入〉键后，打印测量结果，之后将返回测试界面；按〈返回〉键后，将不打印测量结果，直接返回测试界面。

注意：由于本机每次只能测量两个离子的浓度值，所以如果另外两个离子的浓度值没有测量，则只打印本次测量的两个离子的浓度值。如果另外两个离子的浓度值已经测量，则会打印 4 个离子的浓度值。

（16）测量注意事项

1）滴加标准液、质控液、血样时，应先滴下孔再滴上孔，滴加完毕后应立即按输入键。

2）甩去测试卡孔中溶液时，应使测试孔朝下用力甩干。

3）测试过程中，测试卡上下面要保持干燥，如有水迹应用绵纸擦干（防止产生通路或干扰）。

4）测量中若不显示结果，应将测试卡的测试孔用洗涤液冲洗 2～3 遍，加入标准液后再测试，若再出现上述现象，则说明测试卡不能使用，请弃之。

5）屏幕显示数据溢出的提示，请检查测试卡是否插入到底或测试接触头与测试卡接触不良形成卡片开路等故障。若排除这些故障后仍出现上述提示，则说明测试卡不能使用，请弃之。

6）滴加血清或标准液时，应高于盐桥界面，同时防止测试卡中产生气泡，否则会出现测试结果的反常。

7）请勿使用过期的标准血清。启封的标准血清启用后应放存冰箱内。使用期不超过 5d，未冷藏的标血只能使用 10h。

8）抽取样品血清时，未放开止血带或做较多的手臂屈伸活动，试管内会混血、重度血小板或白细胞增多，可使血清钾偏高，造成"假性高钾血症"。

9）为防止敏感膜受损，不要用棉签等触及测试孔的敏感膜。

10）测试卡为一次性使用，如多次使用（不超过 3 次），必须在测试完血清或标血后立即用清洗液清洗 3～4 次，再测试（用标准液活化 1～2min）或备用。

11）标本出现溶血，血钾会偏高，可影响血钾浓度的检测，高脂血和黄疸血一般不会影响电解质浓度测量值。

4. 尿液分析仪：尿液分析仪各部分的名称及功能如下。

（1）打开电源：按住 ⏻/◆ 键直到电源打开。发出"嘭"的一声，屏幕显示依次变化，试纸条支架从装置右端伸出。

（2）设定患者 ID

待机画面时按[6（▶）]键。显示现在设定的患者 ID，🕴️闪烁。

按⏎键。光标（＿）闪烁。

使用数字键或[－]键输入患者 ID。最多可输入 13 位。

按⏎键。患者 ID 被设定，返回待机画面。

按[6（▶）]键，一直到"TYPE"闪烁。

按⏎键，按"2"▼和"8"▲上下键，选择试纸条类型。

（3）准备样本

1）样本放到采尿杯里。注意：样本量需确保试纸条能充分浸泡。

2）充分搅拌样本。注意：请勿进行离心分离，否则会造成血细胞等沉淀，某些项目无法得到准确的测定结果。

（4）准备试纸条

1）从试纸条瓶中取出所需数量的试纸条。

2）请立即盖严试纸条瓶盖。

（5）测定

1）打开测定部盖。

2）准备 1~2 张薄绵纸放在手边备用，用来去除剩余样本。

3）试纸条拿在手里，先不要浸泡样本。

4）按⏻/◆键，装置开始 3s 倒计时，并发出"嘣、嘣、嘣"的提示音。

5）提示音变成"嘣"时，迅速将试纸条放入样本浸泡，提示音结束时提起试纸条。

6）将试纸条的边缘轻轻接触薄绵纸，以去除试纸条上的剩余样本。

7）倒计时到"18SEC"之前，将试纸条放到试纸条支架上。放置时注意，让试纸条的一端触及试纸条支架槽的最深处。计时器显示"17SEC"时，试纸条支架移动回原位。测定在试纸条支架移动期间进行。

8）提示音再度响起"嘣"时测定完成。显示测定结果，确认内容。

9）从试纸条支架取出试纸条并丢弃。测定结束。

（6）传输结果

1）待机画面时按[6（▶）]键，◀MEM 图标闪烁。

2）按⏎键，显示最近的样品检测结果。按[8（▲）]键或[2（▼）]键选择所需要的数据。

3）选定需要传输的数据后，按 3 下[6（▶）]键，⚡图标闪烁。

4）按 ⏎ 键，⚡图标点亮，检测结果被发送。发送完成后，⚡图标消失。

5）按 ▽ 键返回待机画面。

5. 免疫分析仪：需与适配的干式试剂配套使用，供人体样本的免疫荧光检测。可对血清、血浆、全血、尿液各种人体样本的进行检测，辅助诊断。

（1）激发光波长： 365～390nm。

（2）接收光波长：610～650nm。

（3）电池：3.7V 充电锂电池。

（4）软件系统：自定义智能管理模块。

（5）显示：触摸式液晶显示屏。

（6）接口：Micro USB。

（7）尺寸：150mm（长）×92mm（宽）×50mm（高）。

（8）重量：约 0.4kg。

（9）仪器功率：5W。

（10）重复性：测试重复性 CV≤5%。

（11）稳定性：相对偏倚不超过 10%。

（12）正常工作条件。①电源电压：输入 100～240V，50～60Hz，0.05～0.15A。②输出：DC 5V，1A。③电池供电：不可拆卸充电锂电池，3.7V/3000mAH。④环境温度：0～40℃。⑤相对湿度：10%～90%。⑥大气压力：86～106kPa。

（13）操作

1）开机：①长按仪器背部电源开关 3s 以上启动仪器；②开启后进入开机自检过程，自检完成后进入主界面即可使用。

【快速检测】可对加样后反应完成的检测卡进行检测。

【标准检测】可对加样后待反应的检测卡进行定时检测。

2）检测：①点击主页【快速检测】【标准检测】，进入快速检测界面；②输入检测样本编号或点击跳过此步骤；③确认信息后插入检测卡，仪器会自动扫描分析检测卡对应二维码信息，直接进行检测；④检测完毕，屏幕显示检测结果。

（14）维护与保养

1）清洁保养：每周用软布蘸少许 75% 的乙醇擦拭仪器外表面。禁止使用漂白剂，因为氧化剂和溶剂可能损害检测仪外壳和触摸屏。注意不要清洗任何内部部件或内表面。

2）仪器的存放：仪器应在干燥常温环境下存放于平稳、无严重粉尘、无阳光直射、无强电磁干扰、无腐蚀性气体存在的室内。

3）常见故障及排除：见表 2-5。

表 2-5　常见故障及排除方法

现　象	原　因	排除方法
无法开机	电池电量不足	连接电源适配器
	电池失效	连接电源适配器，无法进行充电
运行结束但没有结果	计算负载过大	等待，直到计算完成
	计算异常	关闭电源再重新打开
测试卡二维码读取失败	测试卡二维码脏污或不清晰	更换测试卡进行测试
显示不正常	电路故障	请致电客户服务中心

6. **血红蛋白分析仪**：可快速简便地测定血红蛋白含量，测定结果可达到实验室分析精度。可用于测量毛细血管、静脉及动脉血管中的血液。

（1）启动：见图 2-26。

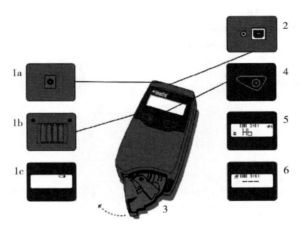

图 2-26　血红蛋白分析仪

1.适配器连接孔；2.电池仓；3.电池储量符号；4.USB 接口；5.显示屏按钮；6.显示屏

1）如果有交流电源，可将适配器连接到模块后部的插孔上。

2）如果没有交流电，可将 4 节 1.5 V 的 AA 型电池放入电池仓。

3）如果显示屏上出现电池符号，则表明电池电量不足。分析模块此时仍可得到正确的结果，但必须尽快更换电池。

4）分析模块可连接至 PC（有关更多信息，请参阅单独的 PC 连接手册）或直接连接到打印机上（参阅设置打印机功能）。

5）样品架拉出至装样品位置。

6）按下左侧按键保持不动，直到显示屏被激活（显示屏显示出所有符号）。

7）显示屏将显示程序版本号，其后显示"　"、"Hb"及"　"（声音信号）。在此期间分析模块自动检验光学元件性能。

8）10 s 后显示屏显示三个闪烁的短线及 HemoCue 字样。在此期间 HemoCue Hb 201+ 已经可以使用。

9）设置：声音信号、时间和日期。

（2）测毛细血管血

1）启动后，样品架应该位于装样品位置。显示屏上显示三个闪烁的短线及 HemoCue 字样。

2）确保患者的手部温暖并处于放松状态。只能从中指或环指采血。避免在戴着戒指的手指上采血。

3）用消毒剂清洁采血处并晾干。

4）用拇指从指关节顶部向指尖轻轻挤压，以刺激血液流向采血部位。

5）应在尖侧面而不是指尖中心采血。

6）在向指尖方向轻轻挤压的同时，用刺血针刺破手指。

7）擦掉最初的 2～3 滴血，轻轻向指尖挤压直到挤出血滴。

8）当血滴足够大时，将血滴一次性连续吸入微样品池（切勿二次吸取）。注意：从包装取出微型比色杯后 3min 内充入微型比色杯。

9）擦掉微样品池端部外侧多余的血液。确保在此过程中不会从微样品池流出血液。

10）查看装满的微样品池中是否有气泡。如果有，需要重新取样。边缘的小气泡可以忽略。

11）将微型比色杯放入比色杯容器，把比色杯容器轻轻推至测量位置，并尽快开始测量，测量开始时间不在注满微型比色杯后的 10min 之内。

12）测量过程中，显示屏上会显示"⌛"。

（3）测静脉或动脉血

1）测量前请将血样混匀。注意，在混合之前应使血液达到室温。

2）使用导流装置将 1 滴血滴在疏水性表面。测量前请将血样混匀。

3）将血滴一次性连续吸入微样品池（切勿二次吸取），擦掉微样品池端部外侧多余的血液。确保在此过程中不会从微样品池流出血液。注意：在从包装取出微型比色杯后 3min 内应充入微型比色杯。

4）查看装满的微样品池中是否有气泡。如果有，需要重新取样。边缘的小气泡可以忽略。

5）按照测量毛细血管血执行分析。

（4）设置存储器功能　自动储存多达 600 个结果。存满后，分析模块的新数据将自动覆盖最早的结果。

1）样品架可以在装样品位置或测量位置。如果在测量位置，显示屏上将显示最新测量结果。

2）按下左侧按键或右侧按键可往前或往后滚动测量结果。显示屏此时显示储存的值。当按下按键时，使用者可看到储存结果的编号次序（最新测量总是编为第 1 号），放开按键时，将显示测量结果。

3）如果没有按下按键，同时样品架位于装样位置，5s 后分析模块将自动复位，可以进行新的测量。如果样品架处于测量位置，则拉出样品架等待 HemoCue 字样出现，此后可进行新的测量操作。

7. 血糖仪：用于测量血糖。

（1）安装针头。

（2）清洁手指：用乙醇或专用皮肤消毒液消毒，并等待手指完全干燥。注意不能用碘酒消毒。

注意：消毒时用乙醇棉球由内向外擦拭，避免棉球重复滚动而影响消毒效果。

（3）校正码：启动仪器开关，仪器显示"888"自检程序，之后在屏幕下方显示"校正"并连续闪动 6s，提示核对仪器校正码是否和试条校正码一致，如果不同，在"校正"提示闪动 6s 内，连续按动主按键进行调整，直到与试条所标识校正码相一致为止，调到相同校正码时停止按动，校正码自动记忆。

注意：如不小心错过所需校正码的位置，请继续按动，仪器校正码共 35 个，可循环操作。

（4）插入试条：当仪器屏幕显示"插入"字符时，打开试条包装取出试纸，将试纸电极一端插入仪器插口。

注意：电极端平面与仪器屏幕为一个方向，插入时不要用力过大，以免折弯试条，检查插入是否到位，以屏幕是否显示"进血"字符为准。

（5）采血：将采血笔稍用力垂直顶住所需采血的部位，按动弹钮使针头刺破皮肤。

（6）加样：当仪器显示"进血"字符时，将血样靠住虹吸端口处(左、右均可，但不可同时加血)，此时由于试条的虹吸原理，血样被自动吸入试条反应区内。

注意：血样需一次性充满反应区，不能反复加血，也不能刮血。

8. 白细胞分析仪：GELL100 白细胞计数仪是一种基于荧光染色原理的光电检测仪器，通过对试剂卡中样本的检测、分析和处理，快速、准确检测。配套试剂卡为反应、检测一体卡，试剂卡中包含反应试剂，可完成对样本的预处理，反应完成后将试剂卡放到仪器中即可完成对样本的检测计数，操作简单。

（1）样本

1）取样：手持采血管（图 2-27），使采血管倾斜或水平状态下用管尖接触血液，血液会被自动吸入，当血液到达刻度线时会自动停止。

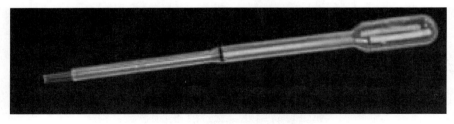

图 2-27　自吸式定量微量采血管

2）加样：将采血管管尖接触 WBC 试剂卡的加样口（图 2-28），轻捏采血管气囊即可将血样加到试剂卡中。

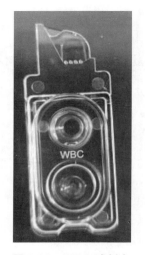

图 2-28　WBC 试剂卡

3）静置 1～2min，待样本呈现半透明色，即可将试剂卡放到仪器中检测。

（2）操作

1）长按面板上的开关键，仪器进入开机界面。

2）点击"检测"，进入检测过程，首先弹出 ID 输入界面，输入 ID 号后，点击"确认"，进入下一步。

3）将试剂卡放到卡槽中，然后点击"确定"，进入下一步，或点击"返回"，放弃检测，直接回到主界面。

4）用户放入试剂卡后，进入检测过程。

5）检测完成后，显示检测结果（图 2-29），如果检测浓度低于参考最低值显示下降箭头，如果高于参考最高值显示上升箭头，如果在参考范围内则不显示箭头。点击"确认",提示取出样本,界面维持 1s 后自动返回主界面;点击"打印",打印此次结果。

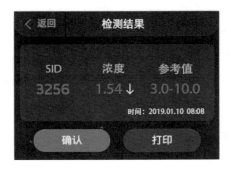

图 2-29　检测结果

（3）维护保养

1）内装耗材的更新：对超过有效期的急救器材和药品必须进行轮换更新。

2）背囊的储存：①通常情况下应在温度 20℃,湿度不大于 60%的环境中存放；②应放置于通风、干燥的仓库中,避免日光暴晒,避开热源及易燃物品；③背囊长期存放时,应把设备内部电池取出。对于充电电池应每 3 个月充、放电一次。

四、微型制供氧器

微型制供氧器可产生呼吸用氧气,用于野外个人吸氧（图 2-30,图 2-31）。

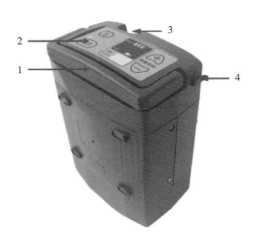

图 2-30　微型制供氧器

1.提把；2.操作显示面板；3.氧气出口；4.电源输入口

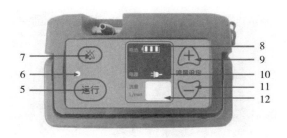

图 2-31　操作显示面板

5.开机运行、启停键；6.工作指示灯；7.报警消除键；8.电池电量指示灯；9.流量增加键；
10.电源接入指示灯；11.流量减少键；12.设定流量显示视窗

（一）技术参数

1. 使用环境

（1）工作环境：5～40℃。

（2）储存环境：−40～+55℃。

（3）湿热环境：不大于80%。

（4）海拔高度：0～5000 m。

2. 性能、参数

（1）氧气流量：0.5～3 L/min。

（2）氧气浓度：50%～90%。

（3）供电电压：18V。

（4）连续供氧时间：不少于2h（电池供电），不少于24h（外接电源）。

（5）外形尺寸：160mm（长）×110mm（宽）×230mm（高）。

（6）质量≤2.6 kg（含内置电池）。

（二）操作说明

1. 电源连接　　将18V 3.33A适配器插入电源输入口，接通电源，检查电源接入指示灯常亮。

2. 附件连接　　将吸氧管插在氧气出口接头处，确保管路无漏气且不会脱落。

3. 设备开机　　长按运行键 2s启动设备，电池电量指示灯亮，设备开机。

4. 设备使用　　设备开机后通过流量设定键 设定需要的气体流量，设定数值在视窗中显示，参数设定后短按 键启动设备，此时工作指示灯亮起，设备开始正常工作。工作状态下短按运行键 即可停止工作，工作指示灯灭。工作异常或电池电量低时设备会发出声光报警，按报警消除键 即可消除报警声音。

5. 设备关机　设备使用结束，短按运行键 运行 停止工作，再长按运行键 运行 3s 以上设备关机。切断电源，将适配器从电源输入口拔出。

（三）保养维护与注意事项

1. 保养维护

（1）经常清洁机壳外表面，清洁时要用无侵蚀清洁剂，如肥皂和清水。

（2）用湿布擦拭制氧机时必须将电源插头从供电电源插座中拔出。

（3）吸氧管上的吸头每次使用后应清洗，可用 5%高锰酸钾溶液浸泡 5min 并用清水清洗干净，也可用医用乙醇擦拭。

2. 注意事项

（1）制氧机任何部位均不得采用油性润滑剂，以免污染氧气。

（2）吸氧管应专人专用，使用一段时间后应更换新吸氧管。

（3）制氧机应尽量放置于室内通风处避免阳光直射，四周距离墙及其他大体积物体应大于 10 cm。

（4）吸氧时应禁止吸烟并远离明暗火源，以免产生火险隐患。

五、伤员复温袋

伤员复温袋　由伤员保温囊体、加热组件、导气管、热源模块、热源模块配件包、碳盒、1 号干电池组成。

（一）技术参数

1. 复温袋折叠尺寸　≤600mm×300mm×300mm。
2. 供热模块尺寸　≤400mm×200mm×10mm。
3. 总质量　不大于 3.5kg。
4. 热续供热能　≥4h。
5. 展收时间　≤2min。
6. 热空气浴温度　40～52℃。
7. 工作温度　-40～+40℃。
8. 存储温度　-40～+70℃。
9. 相对湿度　95%（25℃）。
10. 海拔适应性　≤4500m。

（二）操作说明

1. 热源模块使用说明

（1）组装排烟管：插入排烟管旋转锁紧（图 2-32）。

（2）打开热源模块配件包取出电池和碳盒。

（3）装入电池，注意电池正极向外（图2-33）。每节电池可供1个碳盒使用，电量不足时请及时更换。

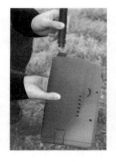 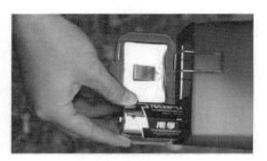

图2-32 排烟管　　　　　　　　　　图2-33 电池

（4）撕开碳盒的锡纸包装。

（5）将碳盒装入热源模块，取出火柴，然后点燃导火线（使用下图框选部位点燃火柴），禁止触摸，以防烫伤（图2-34）。

（6）锁死后盖（图2-35）。

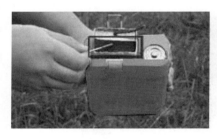 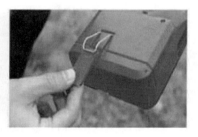

图2-34 取火柴　　　　　　　　　　图2-35 锁死后盖

（7）温度：40～50℃（图2-36）。排烟蜂窝网（图2-37）如果堵塞，可使用细金属棒疏通，轻拍壳体将烟灰排出。

（8）通过打开后盖取出电池停止加热，合上后盖冷却。

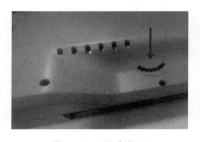 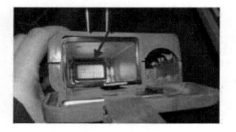

图2-36 温度指示　　　　　　　　　图2-37 蜂窝网

2. 伤员复温袋使用说明

（1）从包装袋中取出→平铺于地面→展平。

（2）从加热组件包内取出导气管、热源模块和热源模块配件包。

（3）组装

1）导气管组装到伤员复温袋内层上侧，组装位置如图 2-38。两根较短的导气管组装到下肢部位用于下肢的复温，两根较长的导气管组装到上肢部位用于躯干及上肢的复温。打结结式为活扣，确保牢固，容易拆卸（图 2-39）。

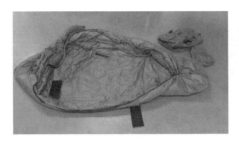
图 2-38　伤员复温袋

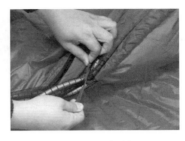
图 2-39　打结

2）将导管接口从复温袋的导管接口开口处穿出（图 2-40）。

3）将导管接口与热源模块连接（图 2-41）。

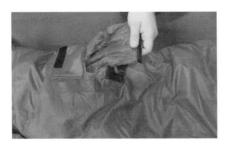
图 2-40　导管接口

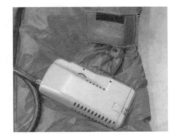
图 2-41　热源模块

4）伤员仰卧于复温袋内，将位于复温袋一侧的粘扣从上肢到下肢方向粘牢。拉紧面部封至合适（图 2-42～图 2-44）。

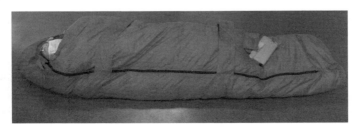
图 2-42　伤员仰卧

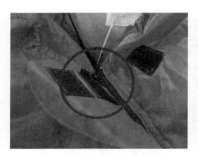 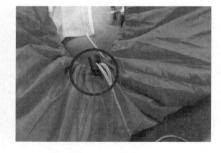

图 2-43　粘扣　　　　　　　图 2-44　绑扣

5）处置口：在伤员仰卧左手位置设有处置口，用于输血/液等的处置（图 2-45）。

6）收纳袋：复温袋脚底部设置收纳袋，用于暂时存放包装袋等物品（图 2-46）。

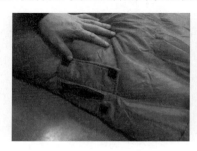 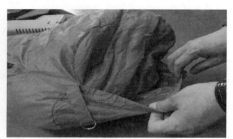

图 2-45　处置口　　　　　　图 2-46　收纳袋

（三）维护与保养

1. 清洁维护

（1）清洁热源模块时，禁止用水冲洗，应用软干布或半湿布轻擦。对热源模块的消毒处理，应使用软布进行擦拭。

（2）热源模块燃烧室的清洁：推荐使用软布或软刷进行清洁，严禁使用金属等硬物质物品清洁，以防对热源模块造成损伤。

（3）清洁复温袋时严禁使用水洗的方法，推荐使用干洗方法进行清洁。

2. 保养

（1）每次使用完毕后，将燃烧后的碳芯取出，并及时清理燃烧室。

（2）不使用时，将电池取出。

（3）碳芯在不使用时，不要打开包装，以防受潮。

3. 储存　本产品应储存在温度为-40～+70℃，相对湿度≤95%，无腐蚀气体和通风良好的室内。

第三章

可空投式帐篷式医疗系统

一、空投式医疗帐篷

空投式医疗帐篷是紧急医学救援队以帐篷为平台,承担抢险救灾、野外训练、野外短期作战的医疗服务装备。主体采用充气形式,展收快捷、操作简单,外部设有后组装的框架,短期使用可不组合外框架,长期或环境恶劣的条件下,组合外框架后可有效提高帐篷抗风、抗雪等的稳定性能。

(一)技术参数

1. 技术指标

(1)展开时间:≤30min/4 人。

(2)撤收时间:≤30min/4 人。

2. 外廓尺寸

(1)外尺寸: 6.25m(长)×4.5m(宽)×2.9m(顶高);内尺寸:6.0m(长)×4m(宽)×2.64m(顶高)。

(2)有效使用面积:24m^2。

3. 净重

(1)包装总质量:≤250kg。

(2)包装总体积:≤1.2m³。

4. 环境适应性

(1)工作温度:-41~+46℃;储存环境温度:-55~+70℃;相对湿度:≤95%(25℃)。

(2)抗风:能在 5 级风(风速 9.4m/s)条件下进行架设、撤收作业,配合外框架能在 8 级风(风速 20.8m/s)条件下使用。

(3)淋雨:帐篷在降雨量 16mm/h 条件下不渗漏。

(4)降雪:可抵抗篷顶厚度累积 80mm 的积雪(以初降雪厚度计)。

（5）可在除硬岩、沙漠、含水量超过21%以上软土外的任何陆地上展开使用，场地坡度＜3%。

5. 作业能力　可支持急救手术、检伤分类、作战指挥以及病房、药房等作业开展。

（二）操作说明

1. 架设

（1）按照宿营要求和帐篷展开条件，选择地形、地面及环境较适宜的场地，确定帐篷的朝向，划定不小于 6m×8m 的场地范围，清理、平整场地。

（2）打开包装件，按产品包装单清点各部件、配件数量。

（3）4 人将帐篷抬到划定完成的场地。

（4）打开篷体包装袋，按卷曲状态打开（同时取出电动泵备用），再向两侧展开，铺平。

（5）打开侧墙中心两拱柱底端的进气阀准备充气。

（6）先将电动充气泵的充气导管插在其中一个进气阀阀口处，扳动风机开关，进行充气，以手按压气柱稍微松软为宜。此时由 2 人进入篷内，轻托帐篷顶部以保障帐篷顺利展开。帐篷展开后进行补压。注意：充入不宜过多，以免压力过高。高气温时适当减压。

（7）打开框架软质包装袋，将所有四连斜梁放在地面上，用手摇杆将四连斜梁杆之间连接的插头和插管锁紧到合适的位置（连接到中间位置），将其一端放在帐篷檐口挂钩处，另一端拉进帐篷顶连接件中至规定位置，使用手摇杆将其锁紧到位，固定结实。其余三根依次完成。

（8）将立柱取出，将扣合板扣合在四连斜梁端口凹孔处，扣合紧致，依次插入螺栓和插销，固定结实。另外 7 根依次完成（图 3-1）。

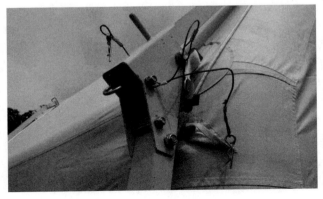

图 3-1　螺栓和插销固定

（9）取出交叉斜撑，两根一组，凹口相对，钩子钩住四连斜梁上方，连接板插入圆柱销上，依次插入螺栓和插销，固定结实。

（10）调整帐篷内外门窗，架设完毕。

2. 撤收

（1）帐篷的撤收与架设相反，撤收时参照架设的方法、步骤反序进行即可。

（2）按照包装明细表，先将所有部件分类堆放，经清点检查无误后方可包装。

（3）折叠帐篷时，要根据帐篷包装袋尺寸，按照先成条后成圆的方法进行。以保证包装件的形体规则。

（三）维护保养

1. 架设和撤收时切勿在地面上拖拉篷体，以免弄脏和撕裂。

2. 雨、雪和大风后要检查篷顶及四周地面有无积水、积雪等情况，并及时清理和调整，以保证帐篷处于正常使用状态。

3. 受潮后的帐篷要及时晾晒干燥，再包装储存。

4. 帐篷零部件不得挪为他用，更不能将柱杆等篷架受力杆件作为撬、抬杠使用。

5. 帐篷的包装袋应随帐篷妥善保存，不得丢失，以备下次再用。

二、空投型医疗箱组

（一）多功能包装箱

多功能包装箱能在野外条件下应用于紧急医学救援、院外急救队伍等部分物资装载箱、工作台、陈列柜（储物柜）及改善重要救治区域地面环境。

1. 技术参数

（1）主要性能：多功能包装箱包括包装功能、柜组功能、工作平台功能、地板功能等功能模块。其中包装功能由上下盖板 2 块、左右侧板 2 块、前后端板 2 块、提手、搭扣组成；柜组功能由下盖板各 1 块、左右侧板各 2 块、前后端板各 2 块、隔板 2~3 块、提手、搭扣等组成；工作平台功能由上盖板 1 块、支腿组成；地板功能由箱板边口咬合成一整体板块，铺设于重要区域地面，用以改善地面工作条件。

（2）外形尺寸：1200mm（长）×600mm（宽）×600mm（高）。

（3）净重：29kg（含 2 块隔板）。

2. 操作说明

（1）组装

1）将一块盖板平放在平面上，将侧板和端板协调咬合后插入盖板凹槽内。

2）将所有的搭扣依次锁扣，完成包装箱主体组装。
3）将需要包装的设备或物品放入箱体内，将上盖板盖上锁紧搭扣即可。
4）拓展功能使用方法
①柜组功能：包装箱内按照需要在相应位置放置隔板，然后将箱体竖起即可作为柜子使用（图3-2）。

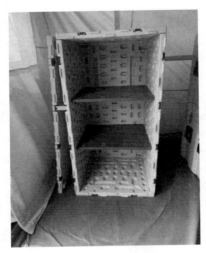

图 3-2　柜组

②工作平台功能：箱体上盖板安装上可折叠式桌腿，将桌腿打开即可作为工作平台使用（图3-3）。

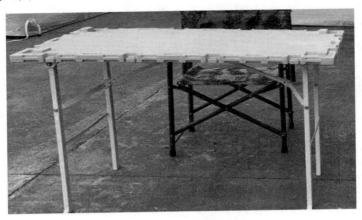

图 3-3　工作平台

③地板功能：将箱体各个板按照需要相互拼接成一个平面，多个箱体相互拼装组合铺设地面，板子之间用搭扣扣紧即可作为地板铺设在地面上（图3-4）。

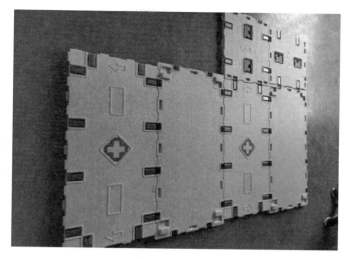

图 3-4　地板动能

（2）拆卸：松开各板子之间的搭扣，将各板按组堆放在一起即可。

（3）注意事项

1）在搬运展收的过程中请勿暴力操作。

2）在包装箱组装时要确保所有搭扣扣合到位，搭扣未完全扣合严禁搬运及使用。

3）在使用地板模块功能时要确保地面无坑洼、积水及尖利物体，所有搭扣均要扣合牢固。严禁车辆碾压或重物压在板子上。

4）在使用过后请将各板子表面擦拭干净，确保无破损、污渍及腐蚀性物质，以免影响下次使用。

（二）一体化集成箱

空投型医疗箱组包含一体化集成箱30个，可为装备空投提供保护。

1. 技术参数

（1）主要功能：采用碳纤维材质，主要用于装载医疗设备等一体化集成箱。

（2）外形尺寸：800mm（长）×600mm（宽）×600mm（高）（±10mm）。

（3）净重：空箱重量≤15kg 。

（4）环境适应性：满足 GJB 2711—1996 规定的 4.11.3 的振动与跌落要求，满足 GJB 1181—1991 的装卸搬运适应性要求。

2. 操作说明　一体化集成箱由箱体和箱盖组成，打开2个蝴蝶锁扣后可打开箱盖，箱盖由2根钢丝绳进行限位，便于内装设备的拿取和存放。

三、集成式伤员检伤分类模块

由 1 个检伤分类箱组成，箱体内包含便携式彩色多普勒超声系统、多通道自动分析心电图机、分检携行具和器械台，其中分检携行具包含耳温枪、心贴、血压计和三防分检终端及伤情评分软件系统（图 3-5）。

主要用于伤员的伤情诊断、伤情评分等作业能力。便携式彩色多普勒超声诊断系统可用于腹部、小器官、妇科、产科、心脏、血管等部位疾病的诊断，外周神经阻滞的引导，疼痛注射治疗的引导，急危重症疾病的诊断和治疗引导，经颅多普勒检查，心脏超声检查等。心电图机可用于心电图的监测。分检终端是模块集成化设计产品，通过集成的参数模块、中央处理模块及各类功能附件实现生命体征参数的测量。

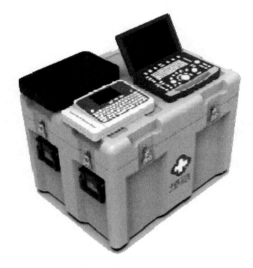

图 3-5　检伤分类模块

（一）技术参数

1. 外形尺寸　800mm（长）×600 mm（宽）×600mm（高）（±10mm）。
2. 净重　重量≤35kg。
3. 自持能力　不小于 4h。
4. 环境适应性　满足 GJB 2711—1996 规定的 4.11.3 的振动与跌落要求，满足 GJB 1181—1991 的装卸搬运适应性要求。

（二）操作说明

安装前，检查包装并确认是否存在任何损害的迹象。

1. 器械台

（1）折叠式器械台安装：安装过程见图3-6。

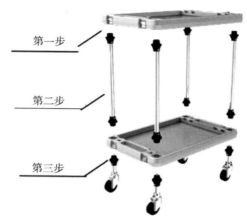

图3-6　折叠式器械台安装

1）第一步：上托盘组件内有预埋螺栓，支架组件端部有预埋螺母。将4件支架组件拧入上托盘孔内。

2）第二步：支架组件装好后，将支架组件的另一端口置入下托盘孔内。

3）第三步：脚轮组件上有预埋螺栓，将螺栓与支架端口的螺母相拧紧即可，组装完毕。

（2）折叠式器械台合拢

1）器械台拆卸：按照安装的相反程序操作即可。

2）器械台装箱：为了器械台携带方便，在器械台用完后进行拆卸装箱，箱体本身是由上下托盘组成的。当器械台使用完拆卸完毕后，将图3-7中的零件由下到上依次放置，最后将托盘四周的搭扣扣紧即可方便携带。

2. 分检终端

（1）屏幕界面：分检终端的屏幕界面，见图3-8。

（2）生理参数测量

1）心率测量：心电图测量心脏的电活动，用波形和数值显示。

①备皮以供粘贴电极：皮肤是不良导体，因此要获得电极和皮肤的良好接触，患者的皮肤准备十分重要。选择皮肤无破损、无异常的部位。必要时，在电极安放处剃除体毛。用肥皂和水彻底洗净皮肤（不可使用乙醚和纯乙醇，以免增加皮肤的阻抗）。干擦皮肤以增加组织的毛细血管血流，并除去皮肤屑和油脂。

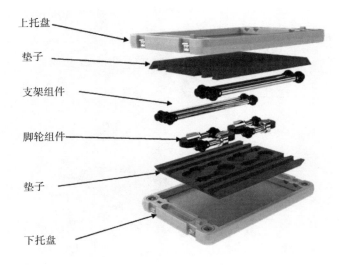

图 3-7　器械台合装流程

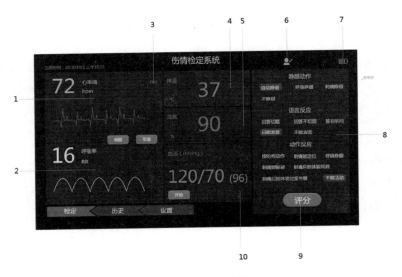

图 3-8　分检终端界面

1.心率监测；2.呼吸率；3.导联状态指示；4.体温；5.血氧；6.有线设备连接状态；
7.电量显示；8.神志评分；9.评分按钮；10.血压

②连接心电图电缆：在电极安放前先安上弹簧夹或揿钮。根据导联位置方案，把电极安放到患者身上，如使用不含导电膏的电极，在安放前应先抹上导电膏。将电极导联和患者电缆相连。

③五个导联的电极安放：以美国标准为例，五个导联的电极安放部位见图

3-9，图 3-10。

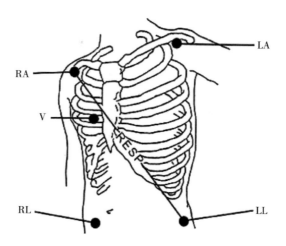

图 3-9　导联电极安放部位

RA：右臂电极：安放在锁骨下，靠近右肩；V：胸部电极：安放在胸壁上；RL：右腿电极：安放在右下腹；LA：左臂电极：安放在锁骨下，靠近左肩；LL：左腿电极：安放在左下腹

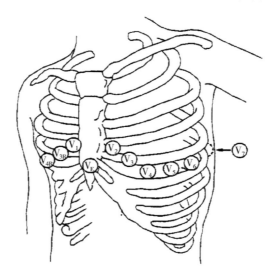

图 3-10　导联中胸导电极安放部位

V_1：在胸骨左缘第 4 肋间；V_2：在胸骨左缘第 4 肋间；V_3：在 V_2 和 V_4 的中间位；V_4：在左锁骨中线和第 5 肋间；V_5：在左腋前线，水平位同 V_4；V_6：在左腋中线，水平位同 V_4；VE：位于剑突隆起处；V_7：在背面左腋后线第 5 肋间；V_{3R}-V_{6R}：位于胸壁右侧，其位置对应于左侧位置；V_{7R}：在背面右腋后线第 5 肋间。

④导联脱落：如果导联脱落或其他原因不能测量时，在界面 ECG 波形上侧可显示"□|⊃"，当切换导联后，显示的导联通道会自动改变。

2）呼吸率测量：呼吸测量采用胸阻抗法。患者呼吸时，胸廓的活动会引起两个 ECG 电极间的胸廓阻抗发生变化，设备通过对阻抗变化的测量（由于胸廓的活动），在屏幕上产生一道呼吸波。本设备根据波形周期计算出呼吸率。

3）SpO_2 测量：打开设备，把传感器的插头端插入仪器上对应的血氧插座孔内。把传感器贴在患者手指的适当位置上。

SpO_2 体积描记参数测量动脉血氧饱和度，也就是氧合血红蛋白总数的百分比。如在动脉血的红细胞中，占总数 97%的血红蛋白分子与氧结合，则表示 97% SpO_2 氧饱和度，设备上的 SpO_2 值读数应为 97%。SpO_2 值显示出形成氧合血红蛋白的携氧血红蛋白分子的百分率。SpO_2 体积描记参数还能提供脉率信号和体积描记波。

4）血压测量：将充气管插入设备血压袖套接口，接通仪器电源。在患者上臂或大腿上系上血压袖带。

5）耳温测量：采用红外测温原理，可安全、快速地测量人体耳道内的温度，测量过程仅需 1s（图 3-11）。

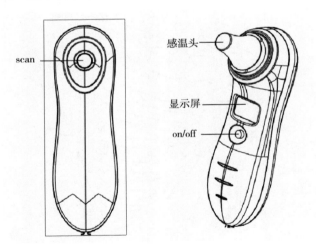

图 3-11 耳温枪

①测温范围：35～45℃。

②安全信息：当液晶屏显示 ")" 时，表示耳温枪处于待测状态；耳温枪应在操作环境下稳定 30min 后，方可测量。

③测量方法：将耳温枪与主机航空插连接，取下感温盖，按"on/off"键，耳

温枪感温头放入耳温道内（尽可能深一些）；将感温头对准能发出红外线的耳膜后，再按背后"scan"键，1s 后液晶屏显示温度。

3. 记录　检定日期、伤情检定结果、率值、呼吸率、体温、血氧饱和度、血压、检测设备。

4. 电池　电池应定期维护以延长使用寿命。长时间不使用电池时应将电池从设备中取出，避免长时间对电池充电。储存电池时每隔 6 个月对电池进行一次充电，以防止电池因过度放电而无法使用。每月应对电池进行一次完全放电，即使电量已耗尽。

四、集成式手术模块

集成式手术模块由手术台箱、手术设备箱、手术器械箱和手术照明箱组成，包含便携式生命支持系统、静脉注射麻醉泵、高频电刀、手术器械和手术灯。

（一）技术参数

1. 主要功能　手术模块整体采用模块化、整体化、轻量化、缓冲隔振等技术形式。同类型箱体之间可相互堆码，方便整理、运输。箱体内部设计缓冲内饰，对内装设备起到有效的保护作用。手术模块整体可快装快拆、快速展开、快速救治。可支持 1 台手术救治作业开展，提供急救手术和损伤控制手术等救治支撑条件。

2. 外形尺寸　800mm（长）×600mm（宽）×600mm（高）（±10mm）。

3. 净重　重量≤35kg。

4. 战技指标　外科手术床承载能力不小于 150kg；手术准备台箱承载能力不小于 150kg；手术照度不小于 8000LX；手术室洁净度 1000 级。

5. 环境适应性　满足 GJB 2711—1996 规定的 4.11.3 的振动与跌落要求，满足 GJB 1181—1991 的装卸搬运适应性要求。

（二）操作说明

1. 展开与撤收

（1）开箱之前，请仔细检查包装箱。按正确的方法拆开包装，并按照装箱清单逐一进行清点。

（2）箱体两侧盖通过蝴蝶锁扣固定，打开箱体侧面的 8 个蝴蝶锁扣，展开两侧箱盖。

（3）两侧箱盖内用魔术贴固定折叠支架，展开后作为多功能箱支腿，支撑床体。

（4）箱体内壁配备腿部支架和上肢支架，镶嵌泡棉内进行保护，取出护栏支架，安装到支架安装位，用于固定伤（病）员上肢和腿部。

（5）连接内装设备的附件和电源线，至可操作状态，内装设备进行开机操作。

（6）手术作业完成后，按照说明书对内装设备逐一关机、收纳，按照展开流程反向操作。

（7）手术多功能箱完成展收。

2. 静脉注射麻醉泵

（1）开机：完成注射泵的安装之后，参照以下步骤开启注射泵。

1）开机之前，进行安全检查工作。

2）按下电源开关，系统进行自检，屏幕将显示【系统自检】界面。

3）系统发出"滴"声表示扬声器自检成功。

4）报警指示灯由红到黄依次点亮再熄灭，报警灯自检成功。

5）系统发出的"滴滴"声，蜂鸣器自检成功。

6）系统自检成功后进入操作界面，此时可通过按键板进行操作。

（2）安装注射器：自检通过后进入注射器【安装指引】界面。如果不需要安装注射器，按 [清除] 跳过该步骤。

如果注射泵已安装注射器，则系统直接跳过【安装指引】而进入【注射器选择】。

按下述方法安装注射器：

1）打开门，捏住捏柄，使夹子张开，将推拉盒拉到合适的位置。拉出柄夹向右旋转，凸缘压柄形成卡槽。

2）将注射器凸缘准卡槽放入安装槽内，向左复位柄夹，卡紧注射器。提示：凸缘位置。

3）推拉盒对准并紧贴注射器推柄，夹子卡紧注射器推柄。

4）轻轻合上门。

（3）选择注射器：在【注射器选择】界面，可以按 [▲] [▼] 选择当前使用的注射器品牌和规格，按 [OK] 确认。

（4）记忆功能：实际临床治疗中，在紧急情况下，医护人员应尽快启动注射，在最短时间内将药液注入患者体内，具体参数可以在注射过程中再进行设置。

选择注射器品牌后，进入上次注射界面，载入上次治疗参数，并提示用户【使用上次治疗参数】，确认后即可开始注射。如不需要，则按正常操作流程进行。

（5）选择注射模式：按 [菜单] 进入【主菜单】，选择【模式选择】，在该界面用户可按 [▲] [▼] 和 [OK] 进行选择。

（6）排气：注射时要防止气泡随药液进入血液，造成气栓，危及患者生命。

因此，注射前一定要将注射器及延长管中的少量气泡排除干净。按 [快进] 进入【排气】设置界面，设置【排气流速】，再按住 [快进] 不放，将以设置的流速排气，管路气泡排尽后松开，排气完毕。

注：排气时，应断开泵和患者的连接。

（7）设置注射参数

1）第一步：按 [▲] 或 [▼]，使焦点上下移动，选择需要设置的参数项。

2）第二步：按 [OK]，当前焦点所选参数项的数值变为可调。

3）第三步：根据预设数值大小，按 [◀] 或 [▶] 选择编辑位。

4）第四步：确定好编辑位后，再按 [▼] 或 [▲] 对数值进行相应地加减。

5）第五步：重复第三步、第四步直至数值设置完整，最后按 [OK] 确认，设置完毕。参数值应不超出设备定义的参数范围，否则当参数值超限时，将自动修正为该参数项的最大值，在原位或最高位再次按 [▼] 时恢复原值。例如，参数最大值为1500，当前值为600，在千位上按 [▲]，自动变为1500，在千位上再按 [▼] 恢复600。当参数已经达到最大值时，在任一编辑位按 [▲] 时，数值不变，提示栏显示【参数超限】，并给出该参数的范围。

（8）注射：准备就绪后将延长管与患者连接。按 [启动] 开始注射，屏幕显示绿色运行图标，箭头从右向左移动，箭头移动速度越快表示注射流速越快。

（9）注射暂停：注射过程中，如需更换药液或更换注射器，可以按 [停止] 进入【暂停】界面，注射泵停止运行。在【暂停】界面，按 [清除] 返回上次参数设置界面，再按 [清除] 返回至暂停界面；按 [启动] 继续注射。

（10）快进（BOLUS）：在任一注射模式的运行界面，按 [快进] 进入【快进】设置界面，有两种方式启动快进。

1）手动快进：设置快进参数后，长按 [快进] 开始快进，松开后恢复原有注射流速。

2）自动快进：设置快进参数后，按 [◀] 即可开始自动快进。

（11）运行状态下改变流速：在任一注射模式的运行界面，按 [OK]，【流速】

数值变为可编辑状态，设置需要改变的流速，再次按 [OK] 确认，则开始按新流速注射。

（12）注射完成：如果注射时设置了【预置量】当注射剩余时间达到用户设置的【接近完成时间】时，触发【接近完成】报警。如不做任何处理，则持续报警至注射完成时自动解除，切换为【完成】报警。

如果注射时未设置【预置量】，当注射器剩余液量所需的时间达到【接近完成时间】时，触发【注射器接近排空】报警，无法消除，直至排空。

当注射完成时，进入【KVO】模式，KVO 模式最多运行 30min。KVO 结束后注射自动停止，触发【KVO 完成】报警。设置 KVO 流速。

非运行状态下，短按（<3s）[◎] 进入【待机】界面，默认显示上次待机时间，按 [OK] 修改后按 [OK] 确认。存在高级报警时无法待机。

（13）待机：当待机结束时，标题栏显示【待机时间结束】，按 [清除] 确认并退出至待机前的界面。按 [◎] 继续待机。

（14）关机

1）断开患者连接。

2）长按（>3s）[◎]，待关机进度条完成后松开，注射泵关机。

3. 手术灯

（1）安装

1）打开箱盖，取出灯座，轻放一旁。

2）取出三段灯杆，按标志所示上、中、下按压弹簧销依次将三段灯杆插接成一体。

3）将灯柱下段插入灯座顶部的灯柱插管内，灯杆稍作旋转，听到咔嗒音后表示已正确定位。

4）取出横臂与灯体，将横臂插头插入灯体叉臂孔内，按标贴指示方向将螺母与螺口拧紧锁定。

5）托起横臂置灯体与灯座脚同侧，将横臂接头垂直插入灯柱上段。

6）取出 220V 电源线，接通交流电源。

7）将电池选择开关拨向 "IN"，接通机内电源；打开 "灯开关"。

（2）撤收装箱程序：撤收装箱时，按逆程序拆卸并放入箱内原位。

（3）灯体调光：见图 3-12。

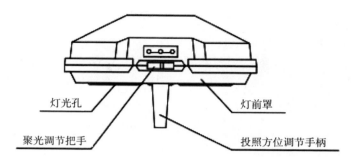

图 3-12　灯光调光结构

1）灯体一侧有聚光调光把手，左右移动把手调整反光镜的角度，可改变手术野光斑聚光效果。

2）手持投照方位调节手柄，转动推拉灯体，可调整投照部位。

3）手术野光斑大小的测量：用直尺测量光斑最亮照度处起衰减至 50% 照度处的光斑直径，该直径代表的光斑即为手术野光斑。

（4）充电

1）接通交流电源。

2）将电池选择开关置于"IN"位，对机内电池充电；置于"OUT"位，对机外备用电池箱充电。

（5）更换电池箱

1）按图 3-13，拧下电池箱后部和侧面 4 颗固定螺钉。

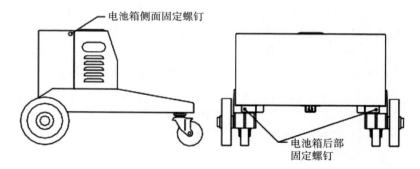

图 3-13　灯座组件

2）将灯座电气箱与电池箱底部相互插接的电路接头分开将电池箱取下更换。

4. 便携式生命支持系统　前面板主要用于人机交互，两侧主要用于各个生理功能模块的接口，后面主要用于电池及氧电池的更换。

（1）前面板：电源开关、电池指示灯、触控屏、扬声器、飞梭、输液流速

选择旋钮 、吸通气频率和潮气量旋钮。

（2）侧面接口

1）左侧面接口：电源输入接口、LAN 接口、USB 接口。

2）右侧面接口：心电导联接口、 血压接口、 双路体温接口、血氧接口、 呼吸模块接口。

（3）后面板：氧气浓度传感器仓、外置电池、风扇。

五、集成式急救模块

急救模块采用箱组化、轻量化、集成化设计形式，满足支撑各级救治机构急救要求。急救模块所有箱型主体结构均选用优质碳纤维复合材料，模块具有质量轻、移动性强、空间布局合理、环境适应性强等特点。

（一）技术参数

1. 主要功能　主要适用于伤员急救，为伤员提供输液、机械辅助通气、除颤等紧急救护治疗措施，可连续不间断监测伤员生命体征。

2. 外形尺寸　800mm（长）×600mm（宽）×600mm（高）（±10mm）。

3. 环境适应性　满足 GJB 2711—1996 规定的 4.11.3 的振动与跌落要求，满足 GJB 1181—1991 的装卸搬运适应性要求。

（二）操作说明

急救多功能箱用于装备安装和包装防护的要求，同时满足耐高温、抗摩擦、导电、导热、耐腐蚀及高强度等特性要求，经分析对比工程塑料、镁铝合金和复合材料，箱体主体选择采用高性能优质碳纤维一体化成型工艺，箱体采用两端开盖结构，并设计有效可靠的堆码结构、搬运设施及锁止结构等。箱体两个端面安装有 2 对轻质把手，满足短途搬运需求；箱盖与箱主体，通过左右共 8 个蝴蝶扣进行锁紧。箱盖内设计支腿结构，展开后可作为处置床的支撑架，通过拉绳机构限位。

1. 支腿结构　箱盖内置机架结构，往两侧打开后，可形成功能箱的支腿，组合形成功能床（图 3-14）。

2. 体位调节　箱盖与支腿结构之间具备支撑架，支撑架与箱盖形成 15°支撑位，形成体位调节功能（图 3-14）。

3. 压力平衡　为满足箱体在不同地区气压环境下能够正常展收，箱体安装透气平衡阀，以满足箱体内外透气稳压，保证箱盖的正常打开合拢。

4. 码垛　箱体上下面具有能够互相吻合的凹槽和凸台，可实现同类型箱体堆码。

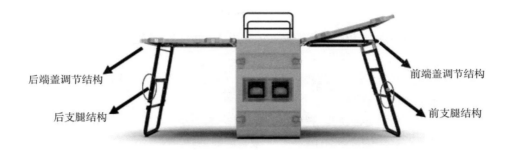

图 3-14 急救多功能箱体位调节、支腿结构

5. 结构内嵌式　严格遵循箱体制式要求，设计内嵌式把手和蝴蝶锁，在满足操作使用的同时，又不影响箱体外观要求。

六、集成式储运血模块

该模块由 1 个成分血运输箱和 1 个成分血储存箱组成。

（一）技术参数

成分血运输箱负责血液成分的运输转运，采用无电源保温技术，消除运输途中的电源需求，利用切换冷藏或冰冻冷板的方式，实现成分血冰冻或冷藏运输的可靠保障。

成分血储存箱负责血液成分的储存，采用复叠式制冷技术，利用双模（冰冻/冷藏）切换式工作，实现成分血的冰冻或冷藏储存。

1. 外形尺寸　800mm（长）×600mm（宽）×600mm（高）（±10mm）。
2. 质量　≤50kg。
3. 内容积　≥40L。
4. 一次最大储/运血量　≥50U（200ml 为 1U）。
5. 工作温度　-30～+50℃。
6. 25℃保温性能　成分血运输箱（2～6℃）≥72h。

（二）操作说明

1. 成分血储存箱操作说明

（1）模式选择：按住"开/关"待屏幕有显示后，蜂鸣器响声后再松开按键，屏幕第一行功能后显示"模式"，此时可按模式按键选择功能，功能在"冷藏""冰冻"交替显示，依据储存对象的温度需求，选择冷藏/冰冻模式。等待机器自动启动。

模式选择在开机后 10s 内选择，否则开始运行后，功能显示"菜单"，此时模式键作为设置键用。每次重新开机的 10s 内，都可以重新更改模式。

（2）指示灯

1）冷藏：亮表示选择冷藏模式。

2）冰冻：亮表示选择冷冻模式。

3）状态：用于指示报警或操作状态。

4）温度指示灯：偏高表示偏温度上限，同时蜂鸣器报警；偏低表示偏温度下限，同时蜂鸣器报警；正常表示温度在适合的范围内。

（3）电源：供电为 220VAC/50Hz，保证 500W 以上的功率能力。

（4）温度控制

1）冷藏：温度控制在 2～6℃。

2）冰冻：温度控制在-20℃以下。

2. 成分血运输箱

（1）开/关：负责开机或关机操作。开机：按住"开/关"按键 2s 以上，待"嘀"声响后，松开按键，面板开机，并显示箱内温度。关机：按住"开/关"按键 2s 以上，待"嘀"声响后，松开按键，面板关机。

（2）校准：用于内部温度校准操作，出厂前已标定，无须操作。

（3）外温：按下该键后，闪烁显示环境温度，然后返回箱内温度显示。

（4）显示：为了节约电池电量，显示一段时间后，屏幕会关闭显示，如需要察看温度，按下"显示"按键，则重新显示内部温度，一段时间后则又关闭显示，如此反复。

七、集成式氧气保障模块

现场快速制取医用氧气，用于保障后送转运、急救处置和外科手术等医疗救治用氧以及重症监护中伤病员的呼吸用氧。

（一）技术参数

1. 外形尺寸　≤800mm（长）×600mm（宽）×600mm（高）。

2. 质量　整机质量≤60kg。

3. 展/收时间　展开时间≤1min/人，撤收时间≤1min/人。

4. 环境适应性

（1）工作湿度：≤90%（40℃）。

（2）工作温度：5～40℃。

（3）高原适应性：额定 4500m（允许因海拔增加，气压下降引起的作业能力相应降低）。

5. 产氧量 10L/min；氧浓度（V/V）：90.0%～96.0%。

（二）操作说明

1. 展开

（1）打开箱子之前，仔细检查箱体并确认有无损坏迹象。

（2）按正确的方法打开箱体并取出附件，并依照装箱清单逐一清点。

（3）检查网电源：确定其电压在本模块要求范围之内，网电源的电源插座必须为标准三芯插座，保证保护接地端子与接地线相联。

（4）连接电源

1）接地保护：仪器采用包含接地保护线的标准三芯插头，连接三芯网电源插座。

2）使用电源为220V的交流电，电源线插头与插座必须紧密连接，供电电源插座应为具有安全电工认证的产品。

2．箱组式制氧模块

制氧：长按"控制开关"键10s后即进入工艺参数调节模式，默认为"吸附时间"调节界面，此时，电压报警灯为绿色，按"调控减按钮"或"调控加按钮"，进行吸附时间数值选择。

在工艺参数调节模式下，短按"开关控制"键一下，进入"均压时间"调节界面，此时，氧浓度报警灯为绿色，按"调控减按钮"或"调控加按钮"，进行均压时间数值选择。

在工艺参数调节模式下，短按"开关控制"键两下，进入"吸附压力"调节界面，此时，电压报警灯和氧浓度报警灯均为绿色，按"调控减按钮"或"调控加按钮"，进行吸附压力数值选择。

吸附时间调整范围为4.0～9.9；均压时间调整范围为0.1～1.5；吸附压力调整范围为1.0～3.0。

设置完成后，长按"控制开关"键10s，即完成参数调整保存，并退出。

（三）维护保养

1. 进气口的过滤海绵应每半个月清洗一次。

2. 清洗过滤海绵时用清洁剂清洗后再用清水冲洗干净，必须晾干后才可以安装至制氧机。

3. 包装后的制氧机应储存在相对湿度不超过80%、无腐蚀性气体和通风良好的室内。

4. 运输条件：可以用空运、陆路、海运运输。在运输过程中，不可用力摔打。

（四）报警及故障排除

制氧机可能产生的故障、故障产生原因及其排除方法见表3-1。

表3-1 常见故障及排除方法

故障现象	可能原因	排除方法
打开电源后，制氧机不工作	电源没有插好	检查，将电源插好
	熔断器损坏	更换熔断器
	设备系统故障	联系生产厂家
开机后，设备正常工作，吸氧管没有氧气输出	吸氧管与湿化瓶连接不牢	将吸氧管牢靠地插在湿化瓶出气口处
	吸氧管受挤压、折弯堵塞气路	理顺吸氧管
	湿化瓶密封不严	将湿化瓶盖拧紧
	流量调节过小	调整流量指示器旋钮至所需位置
开机后，蜂鸣器鸣叫，设备不工作	供电电压过高或过低，超出范围	更换供电电源或使用稳压器
开机后，流量指示器浮球处于"0"位或上下范围移动	设备系统故障	联系生产厂家

八、集成式收治模块

集成式收治模块展开使用时即可形成一个医疗床，并由配套的选装件构成收治功能，可满足野战、灾害中的医疗救治收治要求。

集成式收治模块主要由便携式箱式床和选配件构成，其中便携式箱式床的床面板设计成两块对应的箱盖状，床面和床腿均由高强度复合材料中空吹塑模具化一体成型。产品收拢时成为一个扁平状箱体，箱体内集成设计了相应的配套件可供用户选配，主要有输液架、床垫、折叠式床边柜、床边护栏、蚊帐等。体积小、重量轻、转运方便，易垛码。无须借助工具即可展开使用或收拢搬运。

（一）技术参数

1. 外形尺寸

（1）展开：1970mm（长）×710mm（宽）×400mm（高）。

（2）收拢：990mm（长）×710mm（宽）×140mm（高）。

2. 装备重量 18kg（不含配件）。

3. 展/收时间 ≤10min。

（二）操作说明

1. 展开　打开锁扣，将床体平展在平面上；取出箱体内配件，将床腿翻转到支撑位置，中间床腿在垫块间安装插销固定，扳直拉杆组件成"一"字形；床腿安装好之后将床整体翻转到使用状态，放置在平整地面即可；按照需要安装配件。

（1）护栏安装：将护栏取出，垂直插入护栏插管内即可。

（2）输液架安装：将输液架取出，垂直插入输液架插管内即可，可根据输液位置安装在不同输液插管位置。

（3）床边柜安装：取出床边柜，将柜腿向外翻转，有明显卡顿感即达到使用位置，然后将柜板凸台卡到床头卡槽内即可使用。

（4）床垫安装：取出床垫平铺在床面即可。

2. 收拢　将配件从床体上取下，把床体翻转平放在地面上，抽出中间床腿插销，将床腿收进箱内，把配件依次放入，合上箱体扣上搭扣即完成收拢。

3. 注意事项

（1）在搬运展收的过程中请勿暴力操作。

（2）在使用前确保床腿翻转到极限位置，确保中间床腿插销插上。

（3）床边柜在使用前确保柜腿翻转到位，确保柜板卡入床面卡槽内。

（4）在使用后请将箱体表面擦拭干净，确保无破损、污渍及腐蚀性物质，以免影响下次使用。

九、集成式医学检验模块

集成式医学检验模块可方便展开工作，便于撤收储存、运输，内置血细胞成分分析、血液生化检测、尿液成分分析、血气/电解质/凝血检测、血液免疫检测、显微辅助分析、血型鉴定7项功能大模块，可随时随地展开急诊检验。

1. 外形尺寸　1000mm（长）×800mm（宽）×600mm（高）（±10mm）。

2. 净重　重量≤80kg。

3. 单项检验功能检测数量　不小于12个样本/h。

4. 环境适应性　满足GJB 2711—1996规定的4.11.3的振动与跌落要求，满足GJB 1181—1991的装卸搬运适应性要求。

5. 参数性能

（1）血细胞成分分析仪

1）检测项目：血细胞比容（HCT），血红蛋白（Hb），红细胞平均血红蛋白浓度（MCHC），血小板（PLT），白细胞（WBC），粒细胞计数（GR），粒细胞百分比（%GR），淋巴/单核细胞计数（LY/#MO），淋巴/单核细胞百分比

（%LY/%MO）。

2）样本类型：静脉血或末梢血。

3）通信接口：具有 RS232 串行接口。

4）能在海拔高度不小于 4570m 的环境下正常工作。

5）电源：AC220（1%±15%）V，（50±2）Hz。

（2）血液生化检测仪

1）检测标本：抗凝全血、血清、血浆。

2）试剂盘片：单样本多指标、9 种试剂组合、32 种检测项目。

3）样本用量：100μl。

4）盘片信息：大容量二维码包含定标等盘片信息，用户无须校准和定标。

5）检测时间：约 10 分钟/标本。

6）温控精度：（37±0.2）℃。

7）工作环境：温度 15～30℃，湿度 40%～80%。

8）盘片信息读取：分析仪系统读取试剂盘二维码信息。

9）电源要求：AC100～240V，50～60Hz。

10）操作界面：3.5 寸彩色 LCD 触摸屏，中英文操作界面。

11）数据容量：至少 50 000 组样本数据+质控数据。

12）数据输出：3G、WIFI、USB2.0、支持 LIS。

13）结果打印：通过生化管理平台、热敏打印机（选配）进行打印。

14）尺寸：175mm（高）×125 mm（宽）×210 mm（长）。

15）重量：约 2.5kg。

（3）尿液成分分析仪

1）显示液晶：320×240 点阵液晶。

2）测定原理：反射式光度计测定尿试纸条颜色变化，计算出相关项目浓度值，输出半定量结果。

3）测试波长：470nm、525nm、625nm。

4）检测项目：URO（尿胆原）、BLD（隐血试验）、BIL（胆红素）、KET（酮体）、WBC（白细胞）、GlU（糖）、PRO（蛋白质）、pH、NIT（亚硝酸盐）、SG（比重）、VC（维生素 C）。

5）报告存储：可存储 10 000 份检测报告。

（4）血气/电解质/凝血检测仪

1）检测项目：pH、PCO_2、PO_2、Na^+、K^+、Cl^-、Ca^{2+}、Hct、Glu、Lac。

2）内置大容量充电电池和打印机，可待机 20h 或可连续测试 50 个样本。

（5）血液免疫检测仪

1）检测项目：炎症标志物系列 PCT、CRP、IL-6，心肌标志物系列 NT-proBNP、cTnI、MYO、CK-MB、H-FABP、Lp-PLA2，栓塞标志物 D-dimer，肝病检测系列 HA、LN、CIV、pIIINP、GP73、AFP，类风湿系列 anti-CCP，肾损伤系列 NGAL，早产预测系列 fFn。

2）储存容量：400 个检测结果。

（6）显微辅助分析仪

1）机械筒长：160mm。

2）观察头：铰链式双目头，30°倾斜，瞳距 55～75mm。

3）目镜：线视场 18mm。

4）物镜转换器：内向式四孔转换器。

5）物镜：消色差物镜 4×，10×，40×、100×。

6）调焦机构：同轴粗微调焦机构，微调格值 0.004mm，粗调、微调范围 24mm。

7）聚光镜：阿贝式，NA=1.2。

8）载物台：双层活动平台，尺寸 132mm×142mm，移动范围 75mm×40mm。

9）照明：6V20W 卤素灯或 3WLED 灯。

（7）血型鉴定卡：无须设备，1min 定血型。

（8）离心机

1）电压：输入电压 85～245V。

2）功能：随机配置两个转头和两种套管，一机多用。

十、集成式医疗信息模块

（一）单兵自组网便携式节点设备

1. 技术参数

（1）射频

1）工作频率范围：1428～1448MHz。

2）最大物理速率：65Mbps@20MHz，64QAM。

3）调制方式：OFDM（64QAM，16QAM，QPSK，BPSK）。

4）单信道带宽：5/10/20MHz（可软件配置）。

5）最大发射功率：27dBm@BPSK。

6）接收灵敏度：-91dBm@BPSK。

7）天线接口：TNC 型连接器。

（2）接口

1）以太网：1×10/100Base-T/Tx。

2）Wi-Fi：IEEE802.11b/g/n（2.4～2.483 5GHz）。

3）蓝牙：4.0 BLE+BR/EDR 双模。

4）卫星定位：GPS/北斗双模（SMA 型天线连接器）。

（3）机械特性

1）尺寸：198mm（长）×72mm（宽）×35.2mm（高）。

2）设备净重：653g（含电池）。

（4）环境特性

1）工作温度：−20～+55℃。

2）防护等级：IP65。

（5）网络安全：链路加密 128 位 AES 。

2. 操作说明

（1）安装电源模块：单兵设备配备一块可更换式外接电源模块，可快捷方便地进行安装或拆卸，设备机身底部和电源模块顶部有可以耦合的卡片和卡槽装置（图 3-15）。

两手分别握持机身和电源模块，使机身模块的卡片嵌入电源模块的卡槽装置，顺时针旋转电源模块直到侧面机身的电源卡扣滑入电源模块的卡扣槽。

（2）安装天线：单兵设备提供 1 个 TNC 型射频接口用于连接射频电缆转接天线或直接安装天线。

逆时针方向旋下设备射频接口上的射频负载，将天线安装端顺时针旋紧于设备的射频接口。

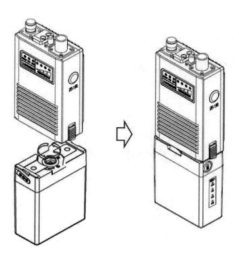

图 3-15　安装电源模块

单兵设备射频接口为 TNC 型母头（TNC-Type Female），标准配置中提供 TNC

型公头（TNC-type male）接口的全向天线。

安装/更换天线时请保持设备处于关机状态，否则可能导致设备损坏。

（3）连接网线：设备采用加固型以太网连接器，网线连接器应使用相对应的连接器。

以安装到 ETH1 口为例，摘下 ETH1 网口的防尘帽，将制作好的加固型以太网插头连接器插销对准设备上连接器的插槽，同时将插头连接器外护套上的凹槽分别对准设备上网口连接器上的导向槽插入，然后顺势针旋转，直到听到"咔嗒"声为止（图3-16）。

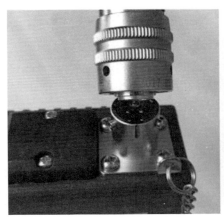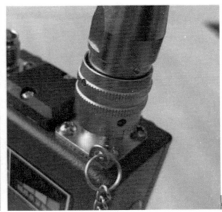

图 3-16　网线连接

连接以太网电缆时必须使用超五类或超五类以上的屏蔽网线，且从以太网交换机到设备的以太网电缆的总长度不能超过 100m。

（4）设备开机：完成设备组装后对相关操作进行检查，确认没有异常后开启电源，观察各指示灯状态，若正确显示则设备成功启动，否则重新检查线缆配件等连接是否正确。

（5）注意事项

1）不允许通过提拉天线的方式移动设备；防水防尘。

2）在雨雪环境下使用时，未使用的接口勿打开防尘帽，以免损坏设备。

（二）地基自组网便携式节点设备（双频段）

1. 技术参数　以下参数分别为射频通道 1（L 波段通道）、射频通道 2（C 波段通道）数值。

（1）射频

1）频率范围：（1428～1448）MHz；（5.725～5.850）GHz。

2）最大物理速率：65Mbps@20MHz，64QAM；130Mbps@20MHz，64QAM，2×2MIMO。

3）调制方式：OFDM（64QAM，16QAM，QPSK，BPSK）。

4）单信道带宽：5/10/20MHz（可软件配置）。

5）最大发射功率：30dBm@BPSK；27dBm@BPSK（2×2 MIMO）。

6）接收灵敏度：-91dBm @BPSK。

7）天线接口：N 型连接器；2XN 型连接器。

（2）网络接口

1）以太网：2X10/100/1000Base-T/Tx。

2）WIFI：IEEE802.11b/g/n（2.4~2.4835GHz）；天线接口：TNC 型连接器。

3）卫星定位：GPS/北斗双模（天线接口 SMA）。

（3）机械特性

1）尺寸：254mm（长）×195mm（宽）×80mm（高）（不含提手）；254mm（长）×233mm（宽）×80mm（高）（含提手）。

2）设备净重：3.2kg（含电池）。

（4）环境特性

1）工作温度：-40～+55℃。

2）防护等级：IP67。

（5）网络安全：链路加密 128 位 AES。

2. 地基设备接口及说明　见图 3-17，表 3-2。

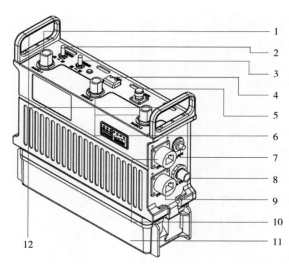

图 3-17　地基设备接口

表 3-2 地基设备接口说明

序号	名称	说明
1	RADIO 1	连接 1.4GHz 天线，用于发送和接受无线信号 接口类型为 N 型母头（N-type female）
2	电源开关	设备开关机
3	功率选择	高低功率选择开关
4	蓝牙	用于蓝牙设备接入
5	WIFI	连接 2.4GHzWi-Fi 天线，用于无线终端的接入 接口类型为 TNC 型母头
6	RADIO 2	连接 5.8GHz 天线，用于发送和接受无线信号 接口类型为 N 型母头（N-Type Female）
7	北斗/GPS	用于连接外置 GPS/北斗定位接收器 接口类型为 SMA 型母头
8	12VDC OUT	设备对外供电接口，输出电压为 12VDC
9	ETH1	10/100/1000Mbit/s，用于以太网连接 用于连接网络终端和业务系统
10	ETH0	10/100/1000Mbit/s，用于以太网连接 用于连接网络终端和业务系统
11	蓄电池组	外接锂离子蓄电池组，可更换 采用 HML316-1 型锂电池蓄电池组
12	把手	设备把手，用于搬运时提拿设备

标准产品的 RADIO 1 默认配置为 1.4GHz，RADIO 2 默认配置为 5.8GHz，所配置的天线请注意其对应关系。

在设备加电前需要确保 RADIO 1 和 RADIO 2 已经和天线连接完成，避免在天线空载的情况下进行加电操作，以免造成对设备内无线功能模块的损伤

3. 操作说明

（1）安装天线：先将设备天馈口上的 50Ω 的射频负载逐个按逆时针方向旋转、拧下并收好；将随机发货的杆状天线逐个拧到天馈口上，按照顺时针方向旋扭天线，旋扭时主意保持天线与设备天馈口的垂直。注意天线的对应关系，不要接错。

设备标准配置中的 5GHz 天线支持 5.8GHz，天线增益较小。

（2）连接网线：逆时针旋下以太网口的防尘帽，将网线的连接器插销对准设备上连接器的插槽并保持网线插头与插座方向一致（图 3-18），往里轻推同时顺时针旋转网线连接器，直到听到"咔嗒"声，连接器锁止，网线安装完成。

凹槽分别对准设备上网口连接器上的导向槽插入，然后顺势针旋转，直到听到"咔嗒"声为止。

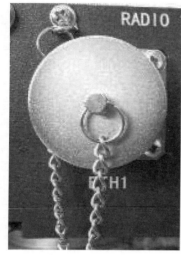 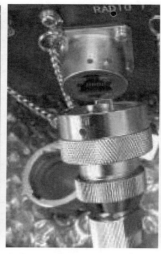 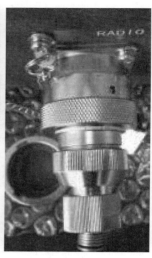

图 3-18　网线连接

连接以太网电缆时必须使用超五类或者超五类以上的屏蔽网线,且从以太网交换机到设备的以太网电缆的总长度不能超过 100m。

（3）将设备安装至三脚架上：地基自组网便携式节点设备,建议使用标准配置的三脚架安装方式进行部署,设备底部装配三脚架安装附件,其具体操作步骤如下。

1）检查随机配置的三脚架是否完好,相关配件是否齐全。

2）支撑三脚架,拧松三脚架脚上的"锁紧旋钮",拉伸调节至所需高度,并拧紧"锁紧旋钮",同时打开三只脚支撑于地面,使三脚架顶部保持水平状态。

3）用设备底部的安装附件（设备侧）对应三脚架上的安装附件（三角架侧）,卡进去后旋紧蝶形螺丝,完成设备安装。

在大风地区,为了确保三脚架及设备稳定,必要时可以通过栓拉防风绳的方式来保证其稳定性。

（4）设备开机：完成设备组装工作后,对相关操作进行检查,检查确认没有问题后,将设备上的电源开关由"关"挡拨至"开"挡,完成设备开机。设备开机后根据链路质量指示,寻找合适的位置部署设备。

第四章

车载式野外数字化手术系统研发

一、野外磁共振诊断车

野外磁共振诊断车在电力、油及医用耗材补给支持下，其主要功能是对卧姿伤病员颅脑、垂体、眼眶、颈部、颈椎、脊柱（胸椎、腰椎）、腹部（肝脏、肾脏、胆囊等）、盆腔、四肢关节（膝关节、腕关节、髋关节等）、乳腺等进行磁共振成像扫描诊察，针对特殊病灶部位也可进行自定义协议扫描诊察。能够完成伤员手术前的必需检查及手术后的恢复性检查。

（一）技术参数

1. 时间适应性

（1）展开（撤收）时间：不大于30min（4人操作）。

（2）转级时间（自储存状态至机动状态）：2h。

2. 作业适应性

（1）装载运输：公路自运行。

（2）补给供应：工作后及时补给柴油及医疗耗材。

3. 电力保障　外电380V 50Hz。

4. 使用环境条件　见表4-1。

表4-1　使用环境要求

项目	指标
环境温度	-30～+50℃
空气相对湿度	不大于95%
风压	≤11.7～19.0km/m² （风力6级）
降雨量	≤6.0mm/min
降雪和积雪	≤0.1～1.0mm （小雪）

续表

项　目	指　标
高出海平面高度	≤3000m （当高度>3000m 时发动机功率会减小）
路况	各等级公路、山区公路、碎石路、乡村土路行驶
天候	全天候出动使用

（二）操作说明

1. 野外磁共振诊断车展开　　野外磁共振诊断车按照指定位置进入工作区域，工作区域不得小于 10m×25m，野外磁共振诊断车停到指定地点后，卸载到地面时要保证平直放置；操作电动支腿调平诊断车，连接电气线缆。野外磁共振诊断车的操作流程见图 4-1。野外磁共振诊断车的撤收过程与展开过程相反。

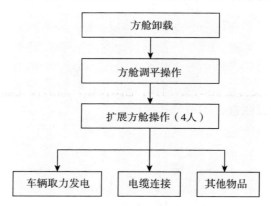

图 4-1　野外磁共振诊断车展开

2. 车转锁

（1）车转锁解除操作：首先用月牙扳手松开锁紧螺母，然后旋松车转锁手轮，将锁轴推出定位块旋转 90°。

（2）车转锁锁止操作：将方舱吊装至运输平台上，底部包角孔与车转锁对齐，锁轴旋转 90°卡住底部包角，旋转手轮锁紧厢体，放下限位板，最后用锁紧螺母锁住手轮。

3. 取力发电系统操作

（1）确认车辆处于良好状态，自发电系统已检查并确认状态良好；确认分动箱处于空挡状态。

（2）在空挡状态下启动汽车发动机，并使气压达到 8×100kPa。

（3）踩下离合器踏板，闭合取力器开关仪表盘指示灯亮，变速箱挂 8 挡位置，缓慢松开离合器踏板，确认发电机接入。

(4)闭合电调开关,发动机转速上升至 1500r/min;转至配电柜操作。

(5)连接方舱通电电缆,打开取力配电箱总电源,然后按供电按钮。

(6)关闭取力系统配电柜内所有开关。

(7)断开电调开关,发动机转速降至怠速。

(8)踩下离合器踏板,变速箱挂"空挡"位置,关闭取力器开关,缓慢松开离合器踏板,确认发电机脱开,关闭汽车发动机。

4. 电动支撑腿操作

(1)将方舱电动支撑调整为外展开状态,拉住电动支撑腿锁销丝绳,然后推动电动支撑腿向外旋转,旋转至 180°,锁销锁止。

(2)将电动支撑腿脚垫卸下,拆除蝶形螺母,将脚垫放置地面,与支撑腿的下部圆球在一条直线上,保证支腿下落的过程中,可以到脚垫凹槽内。

(3)将方舱电缆一端与取力系统配电箱连接(或市电),另一端与方舱电源孔口连接。

(4)打开后侧方舱门,打开方舱配电箱电源开关。

(5)打开方舱配电箱上部的电动支撑腿断路器。

(6)打开电动支撑腿控制盒,打开电源按钮,然后按支腿伸出按钮,将支撑腿伸出,使方舱脱离底盘。

(7)将底盘缓缓驶出,应注意连接的电源线,切断电源线的连接。

(8)底盘驶出后重新启动取力发电,将电动支腿电源打开,按支腿回收将方舱降至地面。

(9)将 4 个角的电动支撑腿旋转 90°,呈竖直状态。

(10)观察方舱水平仪,方舱是否水平,若不水平,控制电动支撑腿调整方舱水平。

注:如遇紧急情况,电动无法操作时,可用摇手柄对电动支腿进行升级操作。

5. 电气系统操作

(1)电气检查:方舱内的设备按舱内布局展开,然后对电气系统进行全面检查。

1)车厢内对所有电气零部件进行查看,有无在运输过程中因震动而脱落和碰坏的情况发生,如有应及时修理和更换。

2)设备在调试之前首先要对供电电源进行检测,确定电源无过压等不稳定因素后才能对设备供电。供电时应随时观察设备状态,若有发现不正常现象应立即切断电源以免造成更大损失。调试过程中观察设备是否正常启动,运行过程中有无异常声响和焦糊味。

3)正式使用前先对所有设备通电试运行一次,检查各设备是否正常。

(2)市电连接操作

1）车厢及内部设备展开后，用孔口门钥匙打开车厢右侧电源转接孔口门，并将孔口门内的挡板放下。

2）将电源线连接器的一端与电源接口连接，另一端与市电连接。

3）连接外接电源板上的保护接地线，然后将接地棒在距车至少 15m 处打入大地。

（3）配电箱：配电箱在车厢内后舱后侧，有厢内用电设备及照明的控制，漏电、过流保护，电压、电流指示等。

1）控制功能：配电箱上装有电源总开关、磁共振设备电源总开关、空调电源开关、开关电源、照明灯等。

2）漏电、过流保护功能：电源总开关采用 PSS 系列三相智能重合闸电源保护器，具有现有断路器（空气开关）、漏电保护器、过欠压脱扣器、缺相保护器的所有功能。

3）显示功能：配电箱面板上安装 A 相、B 相、C 相电压表，能显示输入供给情况。

4）警灯报警器安装在驾驶室仪表台上，方便驾驶员及时方便地操作。当发动机启动钥匙开到 ACC 挡时警灯报警器才能工作。警灯报警器上有警灯开关、声音选择开关、声音大小开关。按住手持喊话器侧边按钮即可喊话。

6. 上装设备操作

（1）舱内照明灯：开配电箱上的电源总开关后，上电后配电箱上的三相指示灯亮，电压表和电流表有示数，打开 UPS 输入断路器；然后根据需要打开相应的照明灯开关。

（2）空调操作

1）打开配电箱电源总开关，然后打开对应空调的断路器。

2）打开空调的控制器，对空调出风量、温度进行调节。

（3）暖风机

1）打开左侧门，打开油箱盖，用漏斗向油箱内加入柴油约 50L，柴油标号对应使用的环境相对应。

2）打开配电箱电源总开关，打开开关电源的输入与输出，打开暖风机开关。

注：暖风机第一次启动时间较长，时间一般 2～4min。

（4）医用设备操作

1）打开配电箱电源总开关，打开磁共振隔离变压器，打开插座断路器。

2）打开屏蔽室门，进入诊察室，拆除磁共振病床固定件，取出相应检测部位的接收线圈放置于病床合适位置，并连接接收线圈电缆。

3）磁共振系统工作台，打开主机开关，打开显示器电源。

7. 方舱附件

（1）方舱门：方舱后板及两侧板各设置各设一单开门。

方舱左侧门操作：从外部开启车门时，首先用钥匙开锁，握住转三叉锁手柄，逆时针旋转 90°，将车门用力向外拉，车门打开。内部把手可拆。

当人员被反锁在车厢内时，可将门上内开器向左全部旋出，然后按三叉锁旋转标识操作，旋转三叉锁手柄，打开车厢门。

（2）门限位：当车门开启最大角度时，滑动轴落入滑槽圆窝内，旋紧蝶形螺母；开启任意角度时，旋紧蝶形螺母，使之与滑槽压紧；关门时，松开蝶形螺母，特别注意上抬滑动轴，使之脱出滑槽圆窝，方可关门。

（三）维护及保养

1. 维护保养

（1）野外磁共振诊断车完成一次保障任务进行维护保养。

（2）每次使用前都要对电气系统进行一次全面维护、保养。包括照明灯、开关、接头、发电机等。

（3）对应定期检查手柄转动灵活性。每月检查一次紧固件松动情况并及时紧固，每 3 个月检查一次表面质量及锈蚀现象并在活动部位注入润滑油。

（4）门锁在使用中易发生卡滞现象，表现为手柄阻力大，开关费力，严重时关不住。原因是锁机构卡滞和锁扣与座太紧，此时应拆下受阻机构，去除锈蚀，加注润滑，必要时在锁扣座处加衬垫降低门与密封条接触压力。

（5）铰链应每月检查紧固件松动情况，每 3 个月在铰链轴、扩展板铰链转轴、滑轨转轴上注润滑油。

（6）辅助支撑机构螺纹处应每 3 个月注入润滑油。

（7）密封条是易损件，应经常（每周一次）检查密封条粘接情况以及变形、老化、破损情况，发现损坏失效应立即更换。

（8）定期检查灭火器的使用可靠性，如有损坏立即更换。

2. 故障检测与排除　故障及排除见表 4-2。

表 4-2　常见故障及排除

名　称	故障现象	原　因	排除方法
方舱	舱门锁不上	1. 定位块损坏 2. 定位块螺钉松动 3. 锁内卡簧损坏	1. 更换定位块 2. 紧固螺钉 3. 更换卡簧
	方舱内密封降低	1. 密封条老化 2. 密封条损坏 3. 门变形	1. 更换密封条 2. 更换密封条 3. 返修门

续表

名 称	故障现象	原　因	排除方法
方舱	孔口门锁关不紧	1. 密封条老化 2. 锁舌松动	1. 更换密封条 2. 调整锁舌
	磁体落孔漏雨	1. 密封条老化 2. 密封胶脱落 3. 密封条破损 4. 扩展顶板锁未锁止到位 5. 扩展底板未支撑千斤顶	1. 更换密封条 2. 打密封胶 3. 更换密封条 4. 重新锁止扩展顶板锁 5. 扩展底板支撑千斤顶，调整密封性
	调平支腿不工作	1. 调整支腿卡住 2. 内部齿轮卡死 3. 内部缺润滑脂	1. 移除阻挡物 2. 调整内部齿轮 3. 添加润滑油
	照明灯不正常工作	1. 电源未打开 2. 开关未打开 3. 线路故障 4. 照明灯损坏	1. 打开电源 2. 打开开关 3. 检查线路电压是否正常 4. 更换照明灯
	系统无法加电	1. 电源连接错误 2. 漏电 3. 电源不正确	1. 正确连接电源 2. 检查线路，正确接地 3. 电源 380V50Hz
	配电箱异常	1. 断路器损坏 2. 线路接口松动 3. 指示灯损坏 4. 电压表损坏 5. 电流表损坏 6. 控制开关损坏	1. 更换断路器 2. 紧固线路接口 3. 更换指示灯 4. 更换电压表 5. 更换电流表 6. 更换控制开关
磁共振诊断系统	射频放大器报错	1. 功率过大 2. 发射过大 3. 占空比过大	射频放大器复位
	SIU 报错	1. 连接错误 2. 自检错误	重启 SIU
	温控器故障	1. 上磁体温度不稳定 2. 下磁体温度不稳定 3. 上磁体输出太大 4. 下磁体输出太大	联系磁共振售后工程师

续表

名 称	故障现象	原 因	排除方法
磁共振诊断系统	系统错误	1. 没有信号 2. 扫描失败 3. 发射增益大 4. 无校准	1. 检查接收线圈和发射线圈 2. 重启软件、检查日志、检查图像数据库、检查主机硬件 3. 检查日志、检查射频脉冲、检查传输线路 4. 校准匀场系数、检查磁体温度、检查ISU匀场输出、检查匀场放大器
空调	整机不启动	1. 电源故障 2. 电气线路松动或掉线	1. 检查电源监视器的故障指示,若为错相故障,对调任意两根火线即可 2. 检查电气线路
空调	压缩机不启动	1. 内风机不工作 2. 外风机或压缩机过载	1. 内风机过载运行或异物堵转 2. 外风机或压缩机堵转
空调	制冷过程中突然停机	1. 毛细管堵塞 2. 制冷剂泄漏 3. 供电线路出现过载	1. 专业人员维修 2. 专业人员维修 3. 等电源电压恢复后重新开机
空调	制冷效果差	1. 空气循环不畅 2. 热交换器脏堵 3. 室外环境温度过高 4. 毛细管局部堵塞 5. 制冷剂量不足	1. 移去进出风口处的遮挡物 2. 清洗热交换器 3. 专业人员维修 4. 添加制冷剂
空调	声音异常或有较大振动	1. 风扇叶接触其他零部件 2. 安装螺钉松动	1. 调整风扇或零部件位置 2. 固紧安装螺钉
空调	空调漏电	1. 空调设备金属件带电 2. 机内导线绝缘层损坏,接触到金属件	1. 检查火线与地线是否接反 2. 更换破损导线
暖风机	00000 加热器在断油60s内未能停止燃烧	电磁阀脏,关不严或火焰探测器短路	清洗油路、检查接线、控制盒、火焰探测器
暖风机	00001 电源异常抖动,短路或电流过大	电源纹波大,很不稳定,短路	检查供电(尤其当采用稳压电源供电时)是否不稳,或更换控制板
暖风机	00010 电源过压	5s内加热器端电压连续高于32V(12V加热器为16V)	检测电压,如电压高检查发电机调压器,如电压不高更换控制板
暖风机	00011 电源低压	5秒内加热器端电压连续低于20V(12V加热器为10V)	打开发动机后再开加热器,检查发电机,查线路压降,如电压不低换控制板

续表

名　称	故障现象	原　因	排除方法
暖风机	00100 火焰探测器短路	火焰探测器在加热器不燃烧时指示燃烧	查线路有无短路，更换火焰探测器或换控制板
	00101 电机继电器断开时仍有电	继电器触点粘连，或控制板部分故障	清理触点 更换控制板
	00110 电磁阀线圈断或电磁阀继电器在断开时仍有电	继电器触点粘连或电磁阀线圈断，或控制板其他部分故障	更换控制板或电磁阀线圈
	00111 热保险断开	热保险断开，导线断路，或控制板坏	复位热保险、检查连线或更换控制板
	01000 电磁阀继电器在接通时无输出或电磁泵阀短路	控制板坏	更换控制板
	01001 电机继电器在接通时无输出	继电器损坏，或控制板坏	更换控制板
	01010 电机不转或电路板无输出	主电机通电后不转或受阻滞转速过低	查电机接线，拔下插头直接试电机转动，如不转或转速低换电机，否则换控制板
	01101 点不着火	火焰探测器无火焰信号输出	若加热器燃烧，检查火焰探测器接线等，更换火焰探测器或控制板，如不燃烧请见故障维修
	01110 燃烧断火	燃烧中断火并且不能再点燃	油箱缺油，加油；油路漏气，紧固油路，或火焰探测器、控制盒故障
	10000 强烈干扰	有其他干扰	关闭其他强烈干扰源，换控制板
	10010 点火塞断路或电路板无输出	点火塞烧断或线松动	拧紧接线，更换点火塞
	10100 点火塞继电器无输出	继电器坏，或控制板坏	更换控制板
	10101 电机堵转电流大或短路	电机堵转接线短路或控制盒故障	检查电机、控制盒

二、医技保障车

医技保障车的主要功能是对立姿或卧姿伤病员胸、腹、四肢、颅脑及腰椎等部位进行 X 线诊断检查；对手术器械、衣巾单、敷料等进行洗涤和灭菌；完成伤员手术必需的临床检验。

（一）技术参数

1. 时间适应性

（1）展开（撤收）时间：不大于30min（4人操作）。

（2）转级时间（自储存状态至机动状态）：2h。

2. 作业适应性

（1）装载运输：公路自运行。

（2）补给供应：工作后及时补给水、柴油及医疗耗材。

3. 外电　380V，50Hz。

4. 水箱容积　1000L。

5. 使用环境条件　医技保障车适宜的工作环境见表4-3。

表4-3　使用环境要求

项　目	指　标
环境温度	$-30\sim+50°C$
空气相对湿度	不大于95%
风压	$\leqslant 11.7\sim19.0 km/m^2$　（风力6级）
降雨量	$\leqslant 6.0mm/min$
降雪和积雪	$\leqslant 0.1\sim1.0mm$　（小雪）
高出海平面高度	$\leqslant 3000m$　（当高度$>3000m$时发动机功率会减小）
路况	各等级公路、山区公路、碎石路、乡村土路行驶
天候	全天候出动使用

（二）操作说明

1. 医技保障车展开　医技车按照指定位置进入工作区域，工作区域不得小于10m×25m，医技车停到指定地点后，卸载到地面时要保证平直放置；操作电动支腿调平医技车，每侧两名人员，解锁方舱锁紧机构，外拉扩展侧板（中间不要停顿）；扩展板到位后，展开扩展端板；扩展端板到位后，锁紧扩展顶板旋转锁；扩展方舱到位后，连接电气线缆，连接水路。医技车的操作流程见图4-2。医技车的撤收过程与展开过程相反。

2. 车转锁操作　同野外磁共振诊断车。

3. 取力发电系统　同野外磁共振诊断车。

4. 电动支撑腿　同野外磁共振诊断车。

5. 换气扇

（1）用孔口门钥匙打开换气孔口门。

（2）打开配电箱电源总开关，然后打开相应风机的断路器。

（3）然后打开配电箱对应的配电箱上散热风机按钮。

（4）左侧扩展舱区域打开风机开关。

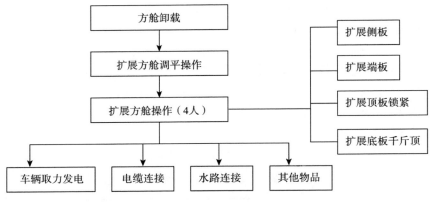

图 4-2　医技保障车展开流程

6. 供水系统

（1）水箱加水有两种方式：一种是打开水箱上部水箱盖，直接向水箱内加水；另一种是打开底部开始接头，然后连接水管，从水箱底部加水。

（2）连接排污口，打开水管快速接口，与对应的接头，分别为 1 寸洗手池排污水管，1/2 寸清洗中心排污管。

（3）打开配电箱电源总开关，然后打开对应水泵的断路器。

（4）水箱向外供水时，连接对应的水管接口 3/4，然后打开对应的蝶形阀门，即可为其他车辆加水。

7. 线诊断系统

（1）打开配电箱电源总开关，打开 X 线机断路器，UPS 的输入与输出，打开插座断路器。

（2）打开隔墙门，进入设备间，拆除 X 线球管固定箱，打开平板考克箱，将平板取出，放入平板支架，连接平板电源线。

（3）X 线工作台，打开主机电源，打开显示器电源。

8. 高温灭菌器

（1）打开水箱盖，将纯化水注入水箱，通过外接硅胶管观察水位，水位应位于水位计的最低和最高之间。

（2）打开密封门，将灭菌物品放入灭菌室篮筐内。

（3）打开配电箱高温灭菌器断路器开关，然后打开高温灭菌器设备上的电源开关，设备启动，点击主菜单，选择合适的程序，启动程序，设备开始灭菌作业。

（4）取出灭菌物品，然后连接排水管，打开阀门进行排水作业。

（5）关闭电源。

9. 超声波清洗中心

（1）打开电源总开关，打开清洗机断路器。

（2）确认水箱水泵已启动，清洗中心内的净水设备已启动，打开水龙头，水龙头有纯化水流出。

（3）向超声波清洗槽内注纯水，水量约为水槽的一半（15L），放入超声波清洗篮筐。

（4）设定超声时间和超声温度：超声时间建议设 5～10min，超声温度建议设为 25～40℃。

（5）用流动的水将放置清洗槽内的污物清洗干净。

（6）将清洗干净的物品从污物清洗槽内取出，放入篮筐，物品摆放整齐，并打开器械关节，将篮筐放入超声清洗槽内。

（7）启动触摸屏上的超声键启动超声。

（8）超声清洗完毕后，将清洗物品取出，将水龙头再次漂洗物品表面。

（9）用气枪将物品吹干。

（10）在超声波清洗中心界面点击排水操作，进行排水作业。

（11）关闭系统设备电源。

10. 座椅　使用座椅时，旋转座椅下部胶木手柄，然后座椅可自由移动；运输时，用胶木手柄固定座椅。

（三）维护及保养

1. 维护保养　同野外磁共振诊断车。
2. 故障检测及排除　常见故障及排除见表 4-4。

表 4-4　常见故障及排除

名　称	故障现象	原　因	排除方法
扩展方舱	扩展舱漏光	1. 扩展顶板锁未锁止到位 2. 扩展底板未支撑千斤顶	1. 重新锁止扩展顶板锁 2. 扩展底板支撑千斤顶，调整密封性
	扩展舱无法收拢	1. 滑轨卡住 2. 扩展顶板锁未解锁 3. 扩展顶板/底板拉杆卡住 4. 扩展端板干涉 5. 扩展端板锁销干涉	1. 清除滑轨内多余物 2. 解锁扩展顶板锁 3. 检查清除多余物 4. 扩展端板收拢到位 5. 旋转扩展端板锁销方向
	扩展舱拉动较重	1. 滑轨内有异物 2. 滑轨滚轮不转 3. 扩展机构滑轮不转 4. 扩展机构滚轮损坏	1. 清除滑轨内异物 2. 滑轨滚轮处添加润滑油 3. 滑轮处添加润滑油 4. 更换滚轮

续表

名　称	故障现象	原　　因	排除方法
扩展方舱	扩展端板推不动	1. 扩展端板插销未拔 2. 扩展端板上下被多余物卡住 3. 扩展端板铰链轴锈蚀 4. 扩展端板铰链轴损坏	1. 打开扩展端板插销 2. 清除多余物 3. 铰链轴加润滑脂 4. 更换铰链轴
	换气扇不工作	1. 电源未打开 2. 线路故障 3. 风扇损坏	1. 打开电源 2. 检测线路，排除故障 3. 更换风扇
	换气扇噪声较大	1. 孔口门未打开 2. 换气扇故障	1. 打开孔口门 2. 更换换气扇
	管路漏水	1. 连接接头松动 2. 水管破损	1. 紧固水管接头 2. 更换水管
	水管无水	1. 潜水泵未启动 2. 水位太低 3. 水管阀门未打开 4. 潜水泵故障	1. 加电启动潜水泵 2. 水囊内加水到规定水位 3. 打开水管阀门 4. 更换潜水泵
	水管排水不畅	1. 水管堵塞 2. 水管阀门未开至最大 3. 水管被异物压住 4. 水管打结	1. 疏通水管 2. 水管阀门开启最大 3. 移除异物 4. 顺直水管
X线诊断系统	X射线管无法移动	1. 电源未打开 2. 锁销未解除 3. 链条滑落或断裂 4. 电机故障	1. 打开电源 2. 解除锁销 3. 安装链条或维修链条 4. 更换电机
	探测立柱无法上下移动	1. 电源未打开 2. 锁销未解除 3. 链条滑落或断裂 4. 电机故障	1. 打开电源 2. 解除锁销 3. 安装链条或维修链条 4. 更换电机
	Bucky组件拉不出	内部有异物卡住	清除异物
	发生器键盘指示灯不亮	1. 发生器键盘插头松动 2. 电源未连接 3. 发生器键盘损坏	1. 插进插头 2. 连接电源 3. 更换发生器键盘
	高压发生器 003	铁电存储错误	尝试重启
	高压发生器 006	旋转阳极错误	检查球管定子连线
	高压发生器 007	灯丝反馈错误	1.球管灯丝 2.检查高压阴极线是否接错或者松动 3.检查保险丝是否有熔断

续表

名称	故障现象	原　因	排除方法
X 线诊断系统	高压发生器 010	曝光无电压反馈	检查油桶与控制板的 DB 线是否有松动
	高压发生器 011	曝光中实际 mA 值过高	1.测量实际曝光 mA 值 2.恢复正常曝光前，不要轻易重新校准射线管
	高压发生器 012	曝光中实际 mA 值过低	1.检查高压电缆与油桶或者球管是否可靠接触，同时检测灯丝大小焦点亮是否正常 2.测量实际曝光 mA 值 3.恢复正常曝光前，不要轻易重新校准射线管
	高压发生器 013	操作员手动停止曝光	1.需要时请重新曝光 2.如果没有人为停止曝光，请检查曝光手闸
	高压发生器 018	预备曝光时间太长	手动曝光时，缩短预备
	高压发生器 019	球管热容量限制	1.减少发生器曝光参数值 2.待射线管冷却
	高压发生器 020	1 号射线管过热	等待 1 号射线管冷却
	高压发生器 022	安全门未关	1.关闭安全门 2.检查安全门连线信号
	高压发生器 033	锂电池电量低	更换锂电池
	高压发生器 043	未曝光情况检测到高压	关闭发生器，联系产品技术支持
	高压发生器 049	此功能未使能	设置使能相关功能
	高压发生器 051	AEC 无反馈或者反馈太小	1.检查 AEC 板和 AEC 电离室连接 2.联系产品技术支持
	高压发生器 055	开启了 AEC 模式但没选择射野	设置开启 AEC 射野
	高压发生器 057	AEC 停止信号状态错误	检查 AEC 设备
	高压发生器 060	曝光中实际 kV 过高	高压输出错误 1.检查测量主控制板高压反馈信号 2.检测量实际高压输出值
	高压发生器 061	曝光中实际 kV 过低	同上一条
	高压发生器 062	等待状态手闸状态错误	1.检查控制台 2.检查曝光手闸
	高压发生器 063	出厂默认数据使能	主控制板上 S102 拨码开关的第 8 位置为 ON：将拨码开关第 8 位置为 OFF，重新开关机

续表

名称	故障现象	原因	排除方法
X 线诊断系统	高压发生器 064	储能发生器信号错误	储能电容箱信号反馈超时错误 1.测电源板上端子 J2 的 1 脚和 2 脚是否连接或者松动 2.如果没有，联系产品技术支持
	高压发生器 065	储能发生器充电中	储能电容箱正在充电中，等待充电结束。充电时间 5~30s
	高压发生器 066	变频器控制板 CAN 通信错误	1.检查 CPU 板 J105 与变频器控制板 X301 连接是否可靠 2.如果没有，联系产品技术支持
	高压发生器 067	高速球管运行电流	1. 检查变频控制板上的拨码开关设置是否正确 2. 检查球管接线端子是否可靠或者短路
	高压发生器 068	变频器其他错误	查看变频器显示的具体错误码。联系产品技术支持
	高压发生器 069	变频器控制板状态错误	1.检查变频器与变频器控制板的连线是否可靠 2.如果没有，联系产品技术支持
	高压发生器 070	变频器输出频率错误	1.检查变频控制板上的拨码开关设置是否正确 2.如果没有，联系产品技术支持
	高压发生器 071	变频器通信错误	1.检查变频器通信线与变频器控制板连接是否可靠 2.如果没有，联系产品技术支持
	高压发生器 072	高速球管启动电流	1.检查变频控制板上的拨码开关设置是否正确 2.查球管接线端子是否可靠或者短路
	高压发生器 073	高速球管启动超时	1.检查变频控制板上的拨码开关设置是否正确 2.如果没有，联系产品技术支持
	高压发生器 074	逆变板 1 过流	1.检查射线管是否有打火 2.检查升压油桶是否有打火 3.如果没有，联系产品技术支持
	高压发生器 075	逆变板 2 过流	1.检查射线管是否有打火 2.检查升压油桶是否有打火 3.如果没有，联系产品技术支持
	高压发生器 076	mA 采样电路错误	联系产品技术支持

续表

名　称	故障现象	原　因	排除方法
X 线诊断系统	高压发生器 077	谐振回路过流	1.检查射线管是否打火 2.检查升压油桶是否打火，如果没有，联系产品技术支持
	高压发生器 078	滤线器 1 互锁信号错误	1.检查滤线器 1 以及连接信号 2.如果未连接相关设备，除能检测
	高压发生器 079	滤线器 2 互锁信号错误	1.检查滤线器 2 以及连接信号 2.如果未连接相关设备，除能检测
	高压发生器 080	内部互锁信号 1 错误	1.检查内部互锁信号 1 2.如果未连接相关设备，除能检测
	高压发生器 081	内部互锁信号 2 错误	1.检查内部互锁信号 1 2.如果未连接相关设备，除能检测
	高压发生器 082	实际高压输出超限	联系产品技术支持
	高压发生器 083	阳极板电流过流	1.检查射线管是否打火 2.检查升压油桶是否打火 3.如果没有，联系产品技术支持
	高压发生器 084	阴极板电流过流	1.检查射线管是否打火 2.检查升压油桶是否打火 3.如果没有，联系产品技术支持
	高压发生器 087	逆变板过热	1.待逆变板冷却 2.检查温度传感器或者连线
	高压发生器 100	校准时起始 mA 过大	减少常态灯丝电流，重新启动校准
	高压发生器 101	校准曝光数据过多	1.测灯丝电流是否过小 2.重新自动校准
	高压发生器 102	校准时灯丝电流已最大	1.检查实际曝光输出是否准确 2.大灯丝电流最大值或者减少最大 mA
	高压发生器 105	校准时起始 mA 过小	增大常态灯丝电流，重新校准
	高压发生器 106	未检测到温度传感器	1.检查温度传感器连线 2.必要时更换温度传感器板
	高压发生器 107	软充电检测错误	1.检查相关电路保险丝 2.检查相关电路连线
	高压发生器 108	逆变驱动波形错误	1.尝试重新开关机 2.检查逆变板连线插座可靠性 3.无效联系产品技术支持

续表

名　　称	故障现象	原　　因	排除方法
X 线诊断系统	高压发生器 109	发生器工作状态错误	1.尝试重新开关机 2.无效联系产品技术支持
	高压发生器 200	阳极热容量超警告值	等待阳极冷却
	高压发生器 202	超发生器极限 kW 值	不能设置曝光参数，已达发生器极限 kW 值
	高压发生器 203	超发生器极限 kV 值	不能设置曝光参数，已达发生器极限 kV 值
	高压发生器 204	超发生器极限 mA 值	不能设置曝光参数，已达发生器极限 mA 值
	高压发生器 205	超发生器极限 MS 值	不能设置曝光参数，已达发生器极限 MS 值
	高压发生器 206	超发生器极限 MAS 值	不能设置曝光参数，已达发生器极限 MAS 值
	高压发生器 207	超球管极限 kW 值	不能设置曝光参数，已达球管极限 kW 值
	高压发生器 208	超球管极限 kV 值	不能设置曝光参数，已达球管极限 kV 值
	高压发生器 209	超球管极限 mA 值	不能设置曝光参数，已达球管极限 mA 值
	高压发生器 210	超球管极限 MAS 值	不能设置曝光参数，已达球管极限 MAS 值
	高压发生器 211	曝光参数无校准数据	需要设置的曝光参数无校准数据：需要重新校准球管
	高压发生器 226	球管库文件无效	1.二进制球管文件错误：检查球管配置文件是否选择错误 2.联系产品技术支持
	高压发生器 227	超储能发生器能量极限值	不能设置曝光参数，已达球管极限能量值
	X 射线球管组件 H1086	需专业人员维修	
	X 射线线束器 X801	需专业人员维修	
	平板探测器 Venu1717X	需专业人员维修	
胶片打印机	无法启动或打印	1. 电源开关未打开 2. 托盘传动器未到位 3. LCD 面板未启动	1. 打开电源开关 2. 托盘到位 3. 启动 LCD 面板
	打印出来有白线	1. 打印头脏 2. 胶辊脏	1. 清洁打印头 2. 清洁胶辊

续表

名 称	故障现象	原 因	排除方法
胶片打印机	胶片卡片		打开后盖，翻起打印头，提起大盖将胶片取出，复原打印机，重启打印机
	胶片错误	胶片尺寸不对	更换需要的胶片尺寸
	胶片盒没有胶片	胶片用完	添加胶片
超声波清洗中心	超声槽不起振	1. 电源未打开 2. 换能器未连接电源	1. 打开电源 2. 换能器连接电源
	加热管不加热	1. 加热管无电压 2. 加热管损坏 3. 水位未达到要求 4. 传感器故障	1. 连接电源 2. 更换加热管 3. 加水 4. 更换传感器
	排水时间太长	1. 排水阀未打开 2. 排水管道堵塞	1. 打开排水阀 2. 疏通排水管道
	水路头出水太慢	水源开关未打开	打开水源开关
	温度显示与实际温度差距太大	PT100 故障	更换 PT100
	空压机不工作	1. 电源未打开 2. 空压机已到设定压力	1. 打开电源 2. 泄压，重新设定压力
高温蒸汽灭菌器	电源指示灯不亮	1. 空气开关未闭合 2. 主开关损坏	1. 闭合空气开关 2. 更换主开关
	升温阶段，温度、压力不升或缓慢	1. 加热器线路故障 2. 加热器故障	1. 维修加热器线路 2. 更换加热器
	温度过高报警	1. 电磁阀泄漏 2. 电磁阀故障	1. 减少装载量，重新运行 2. 更换电磁阀
	排水不彻底	1. 排水过滤器堵塞 2. 排水时间不足	1. 清洗排水过滤器 2. 增加排水时间
	注水较慢	注水过滤器堵塞	清洗注水过滤器
空调	整机不启动	1. 电源故障 2. 电气线路松动或掉线	1. 检查电源监视器的故障指示，若为错相故障，对调任意两根火线即可 2. 检查电气线路
	压缩机不启动	1. 内风机不工作 2. 外风机或压缩机过载	1. 内风机过载运行或异物堵转 2. 外风机或压缩机堵转
	制冷过程中突然停机	1. 毛细管堵塞 2. 制冷剂泄漏 3. 供电线路出现过载	1. 专业人员维修 2. 专业人员维修 3. 等电源电压恢复后重新开机

续表

名 称	故障现象	原 因	排除方法
空调	制冷效果差	1. 空气循环不畅 2. 热交换器脏堵 3. 毛细管局部堵塞 4. 制冷剂量不足	1. 移去进出风口处的遮挡物 2. 清洗热交换器 3. 专业人员维修 4. 添加制冷剂
	声音异常或有较大振动	1. 风扇叶接触其他零部件 2. 安装螺钉松动	1. 调整风扇或零部件位置 2. 固紧安装螺钉
	空调漏电	1. 空调设备金属件带电 2. 机内导线绝缘层损坏，接触到金属件	1. 检查火线与地线是否接反 2. 更换破损导线
暖风机	00000 加热器在断油60s内未能停止燃烧	电磁阀脏，关不严或火焰探测器短路	清洗油路，检查接线、控制盒、火焰探测器
	00001 电源异常抖动，短路或电流过大	电源纹波大，很不稳定，短路	检查供电（尤其当采用稳压电源供电时）是否不稳，或更换控制板
	00010 电源过压	5s内加热器端电压连续高于32V（12V加热器为16V）	检测电压，如电压高检查发电机调压器，如电压不高更换控制板
	00011 电源低压	5s内加热器端电压连续低于20V（12V加热器为10V）	打开发动机后再开加热器，检查发电机，查线路压降，如电压不低换控制板
	00100 火焰探测器短路	火焰探测器在加热器不燃烧时指示燃烧	查线路有无短路，更换火焰探测器或换控制板
	00101 电机继电器断开时仍有电	继电器触点粘连，或控制板部分故障	清理触点 更换控制板
	00110 电磁阀线圈断或电磁阀继电器在断开时仍有电	继电器触点粘连或电磁阀线圈断，或控制板其他部分故障	更换控制板或电磁阀线圈
	00111 热保险断开	热保险断开，导线断路，或控制板坏	复位热保险、检查连线或更换控制板
	01000 电磁阀继电器在接通时无输出或电磁泵阀短路	控制板坏	更换控制板
	01001 电机继电器在接通时无输出	继电器损坏，或控制板坏	更换控制板
	01010 电机不转或电路板无输出	主电机通电后不转或受阻滞转速过低	查电机接线，拔下插头直接试电机转动，如不转或转速低换电机，否则换控制板
	01101 点不着火	火焰探测器无火焰信号输出	若加热器燃烧，检查火焰探测器接线等，更换火焰探测器或控制板，如不燃烧请见故障维修

续表

名　称	故障现象	原　因	排除方法
暖风机	01110 燃烧断火	燃烧中断火并且不能再点燃	油箱缺油，加油；油路漏气，紧固油路，或火焰探测器、控制盒故障
	10000 强烈干扰	有其他干扰	关闭其他强烈干扰源，换控制板
	10010 点火塞断路或电路板无输出	点火塞烧断或线松动	拧紧接线，更换点火塞
	10100 点火塞继电器无输出	继电器坏，或控制板坏	更换控制板
	10101 电机堵转电流大或短路	电机堵转接线短路或控制盒故障	检查电机、控制盒

三、数字化手术车

数字化手术车主要功能为远程会诊手术，实现手术系统信息化；手术可扩展到 2 台；手术舱室手术区空气洁净度达到万级。

（一）技术参数

1. 时间适应性

（1）展开（撤收）时间：不大于 30min（4 人操作）。

（2）转级时间（自储存状态至机动状态）：2h。

2. 作业适应性

（1）装载运输：公路自运行。

（2）铁路运输：铁路平板运输，车舱分离运输。

（3）补给供应：工作后及时补给水、柴油及医疗耗材。

3. 电力保障　　外电 380V，50Hz，用电功率不小于 23kW。

4. 水箱容积　　不小于 600L。

5. 使用环境条件　　适宜的工作环境同表 4-1。

（二）操作说明

1. 数字化手术车展开　　同医技保障车。

2. 车转锁　　同野外核磁诊断车。

3. 电动支撑腿　　同野外核磁诊断车。

（三）维护及保养

1. 维护保养　　同野外磁共振诊断车。

2. 故障检测与排除　　常见故障同表 4-4。

第五章

系列伤员搬运工具与生命支持转运装备研发

一、组合背负式担架

组合背负式担架适用于雪地、沙漠、山地、丛林等特殊环境或地域条件下伤病员后送及小量急需军用物资的运输。战时，组合背负式担架拆分成两个背具形式，分别由单人背负携行；如有伤病员后送需要，任意两个背具均可组合成担架形式，配合牵引带可拖运、抬行等多种形式后送伤病员。

组合背负式担架由完全相同的两只单人背具组成。每只背具由 1 套管架、1 个壳体、1 个背网、2 对管架接头、1 套多功能固定带（包括 1 个腰带、2 套背带、2 个把手固定带、2 套捆扎带）及 1 个插拔式把手组成（图 5-1）。

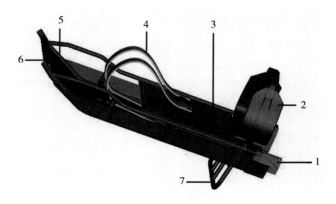

图 5-1　组合背负式担架结构

1.管架接头；2.腰带；3.背网；4.背带；5.管架；6.壳体；7.插拔式把手

（一）技术性能

1. 基本性能指标

（1）尺寸和质量

担架展开外尺寸：2000 mm（长）×430 mm（宽）×210mm（高）。

担架收拢外尺寸：940 mm（长）×430 mm（宽）×130mm（高）。

担架质量：≤8kg。

（2）承载能力：≥100kg。

（3）担架铝合金管架静载荷安全系数：≥3。

（4）固定带拉力：缝合处抗拉力≥1kN。

（5）锁扣拉力：≥1kN。

（6）树脂拉伸屈服强度：≥10MPa。

（7）树脂断裂伸长率：≥150%。

（8）树脂简支梁冲击强度：≥12kJ/m^2。

（9）树脂维卡软化温度：≥100℃。

（10）树脂冲击脆化温度：≤-50℃。

2. 适应性指标

（1）环境适应性

工作温度：-41~+46℃。

储存温度：-55~+70℃。

相对湿度：不大于95%（25℃）。

（2）可全地域使用。

（3）可全天候使用。

（4）装载运输：适合空运、水运、铁路和公路运输以及单人携运行。

（5）补给供应：按勤务建制供应。

（6）储存性：适于库房储存，可短期露天存放。

（7）标准化系数达到0.6以上。

（8）连接件反复插拔500次后，无异常。担架使用寿命应大于10年。

（9）担架主体管架如有损坏自行报废。塑料件、固定带等损坏予以更换。故障平均修复时间：不大于10min。

（10）担架尺寸能适应95%以上医疗救援队员的使用要求。

（11）由经过培训的医疗救援队员操作使用。

3. 主要特点　组合背负式担架结构设计和性能指标适合人体的生理特点，符合人体工效学设计；质量轻，携带方便；展收、组合、拆装迅速，使用简单，功能全面。

(二) 操作说明

1. 展收

(1) 组合背负式担架展开：将两个背架相对放置，将其中一个背架上靠近接头的壳体部分掀起，在两个壳体重叠的同时将两个背架的插头互相插入连接，并通过卡舌固定。然后将两个多功能插件插入组合担架两端，并通过其上的绑带固定在管架上。

(2) 组合背负式担架撤收：背负作业前应将担架解脱为背架。由于插接件的插接结构为舌槽式固定结构，需要将插件内的卡舌拨开才能解脱。每套担架都在插接件部位配备有两个解脱工具，工具前端为锥形，解脱时，从图示部位插入插接件，拨开两处插接件卡舌后，可以轻松地解脱担架成为两个背架（图5-2）。

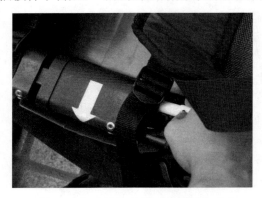

图 5-2　组合担架解脱工具使用方法

2. 功能

(1) 拖行：组合背负式担架展开后呈篮式，便于单人或两人拖行。将插拔式把手分别插入担架两端并用带子与管架固定，形成如图5-3所示状态。用牵引绳牵拉管架的前部或中部，以低摩擦系数壳体接触地面，在雪地、沙漠、草地等特殊环境下拖行。

(2) 背负：将担架管架接头解脱后，组合背负式担架拆分成两个背具形式。将腰带和肩带分别在背负人腰部和肩部固定，将插拔式把手插入壳体底部插槽中作为背负载荷的支撑，可防止背负人员或物资滑落，形成如图5-4所示状态。为了优化载荷分布便于背负者省力，该支撑位置根据载荷的重量大小可有3种高度可调。此时背网正处于背负人的背部，可提供缓冲弹性，提高了背负时的舒适性。

第五章　系列伤员搬运工具与生命支持转运装备研发

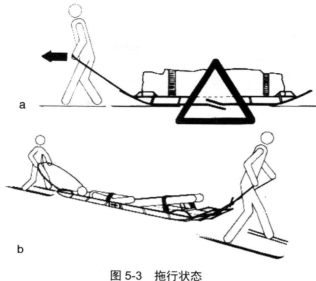

图 5-3　拖行状态

a. 单人；b. 双人

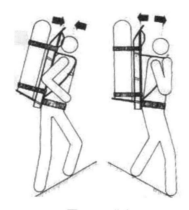

图 5-4　背负

（3）抬行：用作担架时，将两个插拔式把手分别插入管架的两端作为担架把手，形成如图 5-5 所示状态。

（4）平放：在停放治疗时，将两个插拔式把手分别插入壳体底部插槽作为支腿，可形成具有一定高度、平稳的治疗、休息平台（图 5-6）。由于伤病员躺卧在背网上，具有一定的弹性，可对伤病员提供缓冲，其多孔状设计使伤病员背部区域具有优异的空气循环，便于透气透湿，提高了躺卧舒适性。

· 107 ·

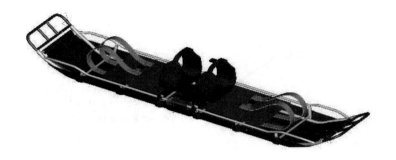

图 5-5 抬行

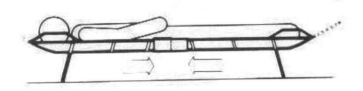

图 5-6 平放

3. 注意事项

（1）伤病员或物资应通过多功能固定带固定于担架上。

（2）单人或双人使用担架处于拖行状态时，两个担架组合相接处壳体上的黄色箭头方向应与拖行方向一致，降低接口壳体重叠层与地面摩擦阻力。

（3）双人雪地拖行担架时，前端滑雪人员注意不要将滑雪杆插入担架框架内部，避免折断滑雪杆或担架管架。

（4）担架以载具形式载物时，遇上下坡情况，可通过调节肩带长度调整重心位置，提高背负舒适性。

（三）日常维护

1. 日常维护

（1）保持组合背负式担架整体清洁，可用清水冲洗或吸尘器除尘，有污渍处可用清洗剂清洗后再用清水冲洗，最后用棉布擦干。

（2）避免挪动担架过程中磨损管架，防治因表面磨损而被氧化腐蚀。

2. 部件更新

（1）壳体若破漏，立即更换。

（2）管道接头、锁扣破损，立即更换。

（3）肩带、背带等固定带破损，立即更换。

3. 组合背负式担架的存放　组合背负式担架应存放在通风、干燥的库房中，应避免日光暴晒，避开热源及易燃物品。

二、四折折叠型担架

四折折叠型担架主要用于战场、雪地、水面等环境伤病员搬运，可以两人搬运。四折折叠型担架主体由担架杆、担架面、握把、横支撑及铰链、担架支腿及铰链、伤员固定带、肩带、担架包等组成。配套装置为可选件，由担架支架、抗休克背板、输液架、担架轮、雪橇板、浮筒等组成。

（一）技术参数

1. 展开尺寸

长：2200mm±10mm。

宽：550mm±5mm。

高：150mm±2mm。

2. 收拢尺寸

长：490mm±5mm。

宽：180mm±2mm。

高：200mm±2mm 。

3. 重量　≤6.5kg。

4. 额定载荷　≥300kg。

5. 安全系数　≥3。

6. 储存期　可达到 20 年。

7. 展收时间　≤10 秒。

8. 自然环境适应性

（1）作业环境温度：-4～+46℃。

（2）储存极限温度：-55℃，70℃。

（3）相对湿度耐受能力：95%（40℃）。

（4）抗盐雾腐蚀能力：能抵抗我国沿海地区盐雾腐蚀环境条件的影响，符合 GJB 150.11A—2009《军用装备实验室环境试验方法 第 11 部分：盐雾试验》规定的要求。

（5）生物侵蚀能力：能防止各类真菌、白蚁和啮齿类动物的有害影响。

9. 运输性　能满足公路、铁路、水路、航空运输工具的限制性要求，或经过改造、加装辅助装置后能够满足上述运输工具的限制性要求。

（二）操作使用

1. 装备的展开

（1）从担架背包取出担架，将把手拉出，两人分别握住两端把手，将担架拉直，两边同时向外旋转 90°。

（2）两端同时用脚向内对横杆铰链施力，撑开担架。

2. 伤员的固定

（1）解开固定带，按照正确体位把伤病员抬上担架，锁上固定带（图 5-7）。

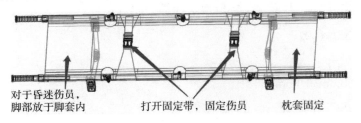

图 5-7　固定

（2）确定伤员位置、固定带等，搬运伤员。

3. 装备的撤收

（1）两人分别握住两端把手，两端同时用脚勾住向外对横杆铰链施力，收拢担架。

（2）两边同时向内旋转 90°，然后对折担架；按下把手弹簧钮，收起把手。

（3）保持担架宽度，进行二次折叠，在宽度方向收拢担架，最后放入担架背包。

（三）维护保养

四折折叠型担架的维护保养为定期检查，检修周期为 1 年。

1. 检查零件清洁情况，是否有裂纹、腐蚀、磨损或明显的变形等现象。
2. 检查担架收折功能是否正常。
3. 检查担架工作模式切换是否正常。
4. 检查担架布是否有破损现象。
5. 检查安全约束带是否有破损现象，长度调节是否正常。
6. 检查担架支撑腿是否正常。
7. 库存保管

（1）入库准备

1）清洁检查清洗，擦净各零部件，使其无油泥、污垢；检查各设备技术状况。

2）检查连接部件，对检查中发现的问题进行调整修复。

3）清检清理、附件和文件资料。

（2）保管要求：四折折叠型担架的库房温度应在-41～+46℃，相对湿度不高于 95%（温度 25℃时）。在潮湿季节储存时，应在储存 1 个月后利用晴天将担架展开晾晒一次。

三、直杆折叠担架

主要用于战场、雪地、水面等环境伤病员搬运，可以两人搬运。

直杆折叠型担架主体由担架杆、担架面、握把、横支撑及铰链、担架支腿及铰链、伤员固定带、肩带、担架包等组成。配套装置为可选件，由担架支架、抗休克背板、输液架、担架轮、雪橇板、浮筒等组成。

（一）技术参数

1. 展开尺寸

长：2200mm±10mm。

宽：550mm±5mm。

高：150mm±2mm。

2. 收拢尺寸

长：1870mm±5mm。

宽：110mm±2mm。

高：150mm±2mm 。

3. 重量　直杆担架≤5.5kg。

4. 额定载荷　≥300kg。

5. 安全系数　≥3。

6. 储存期　可达到 20 年。

7. 展收时间　≤10s。

8. 作业环境温度　-41～+46℃。

9. 储存极限温度　-55℃，70℃。

10. 相对湿度耐受能力　95%（40℃）。

11. 抗盐雾腐蚀能力　能抵抗我国沿海地区盐雾腐蚀环境条件的影响，符合 GJB 150.11A—2009《军用装备实验室环境试验方法第 11 部分：盐雾试验》规定的要求。

12. 防生物侵蚀能力　能防止各类真菌、白蚁和啮齿类动物的有害影响。

13. 运输性　能满足公路、铁路、水路、航空运输工具的限制性要求，或经过改造、加装辅助装置后能够满足上述运输工具的限制性要求。

（二）操作说明

1. 装备的展开
（1）打开担架，拉出担架把手。
（2）两手握住把手，两端同时用脚向内对横杆铰链施力撑开担架。
（3）解开固定带，按照正确体位把伤员抬上担架，锁上固定带。
（4）确定伤员位置、固定带等，搬运伤员。
2. 装备的撤收　运送完伤员，按展开反序步骤，将担架收起。

（三）维护保养

同四折折叠型担架。

四、伤员吊具

伤员吊具（图 5-8）主要用于狭小空间的伤员吊运，由拖吊式担架与吊运带组成。其中拖吊式担架用于伤病员拖吊、搬运；吊运带用于坦克车伤员出舱吊运。

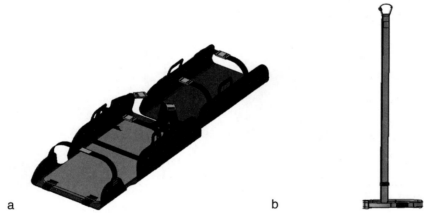

图 5-8　伤员吊具外观

a. 拖吊式担架；b. 吊运带

　　拖吊式担架由上担架组件、下担架组件和支撑板组件构成。上担架组件承载约束伤员上半身，当需要半身转运时可单独使用；下担架组件承载约束伤员下半身，当需要全身转运时配合使用；支撑板组件只在转运脊柱损伤的伤员时使用。
　　吊运带由吊运主带、主腰带、护腰带、腰带海绵、"日"字插扣和连接环等组成，实现伤员的吊运出舱。具有操作简便、安全可靠的特点。

（一）技术参数

1. 额定载荷 ≥100kg。
2. 安全系数 ≥3。
3. 展收时间 ≤30s。
4. 外形尺寸

拖吊式担架展开尺寸：1900mm（长）×800mm（宽）（±10mm）。

吊运带尺寸：4000mm（长）×80mm（宽）（±10mm）。

5. 质量 拖吊式担架≤8kg，吊运带≤3.5kg。

（二）操作说明

1. 使用 伤员吊具配套专用背包，在背包内放置时拖吊式担架的上担架组件和下担架组件是连接在一起的，同时两组拖吊带是固定在上担架组件上的，支撑板组件独立放置；吊运带在背包内也是独立放置状态。

（1）若需要从狭小空间将伤员吊运出舱，需要使用吊运带；若仅需对伤员进行转运，则无须使用吊运带。

（2）若伤员无脊柱损伤，则无须使用支撑板组件。

（3）半身转运：需将上担架组件和下担架组件断开连接。

（4）拖行、垂直吊运或是提运：无须调整拖吊带位置；拖行时仅使用一组拖吊带，提运时无须使用吊运带，垂直吊运时原位使用两组吊运带。

（5）水平吊运：将上担架组件前端的拖吊带抽出固定到下担架组件，使用两组拖吊带完成水平吊运。

2. 上担架组件和下担架组件的连接 包装状态取出时，上担架组件和下担架组件的状态是连接在一起的。二者连接方式如图 5-9，上担架组件和下担架组件之间是通过两组上下连接带贯穿织带槽，通过"日"字扣实现调节锁紧。

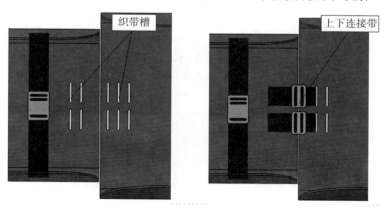

图 5-9 上下担架组件连接

取出后如需对伤员进行全身转运,则仅需要检查上下连接带是否可靠连接即可;如需对伤员进行半身转运,则需要断开上下担架组件之间的连接,断开后上下连接带和"日"字扣固定在下担架组件,然后放回专用背包即可。

3. 上担架组件和支撑板组件的连接　包装状态取出时,支撑板组件是独立状态。

当伤员脊柱损伤需要使用支撑板组件时,需将支撑板组件和上担架组件连接,二者连接方式如图 5-10,在上担架组件的顶部使用连接带配合"日"字扣固定支撑板组件,实现支撑板组件在担架上的前后位置固定;同时支撑板组件在上担架组件的中部是压在伤员约束带下方的,实现支撑板组件在担架上的侧向固定。

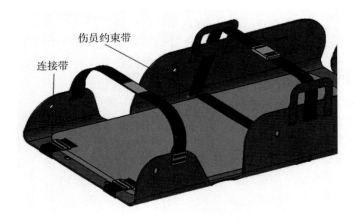

图 5-10　支撑板组件连接

4. 约束固定　根据被救伤员状态,完成拖吊式担架的组合后,需要对伤员进行约束固定。上担架组件包含头部约束带、胸部约束带和裆部约束带,下担架组件包含两组腿部约束带(图 5-11)。

(1)将拖吊式担架平铺在地板上,调松头部约束带,解锁剩下的约束带。

(2)将伤员平放在担架上,注意协调好伤员躺卧位置以方便约束固定。

(3)锁定胸部约束带的插扣,同时通过调节"日"字扣拉紧上担架软板实现充分包裹。

(4)锁定裆部约束带的插扣,同时通过调节"日"字扣将伤员裆部可靠约束。

(5)锁定腿部约束带的插扣,同时通过调节"日"字扣拉紧下担架软板实现充分包裹。

(6)通过调节"日"字扣拉紧头部位置的软板,实现头部位置的包裹保护。

5. 拖行　拖吊式担架可实现拖行、搬运和吊运等不同使用需求。包装状态取出时,默认状态是两组拖吊带均固定在上担架组件。

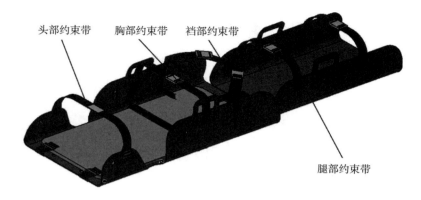

图 5-11 支撑板组件连接

当需要拖行担架时，仅使用上担架组件前端的一组拖吊带即可，另一组拖吊带取下放回背包即可。确保伤员可靠约束保护后，救护人员按照自己惯用姿势和身型，可通过"日"字扣自行调节拖吊带的长度（图 5-12）。

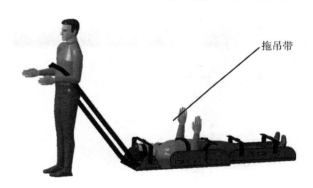

图 5-12 担架的拖行

6. **水平吊运** 当需要水平吊运担架时，需使用两组拖吊带，上担架组件中部的拖吊带位置不变，将顶部的拖吊带取下固定到下担架组件。确保伤员可靠约束保护后，救护人员通过"日"字扣调节拖吊带的长度，确保水平姿态稳定，然后将两组吊运带挂上吊运装置即可（图 5-13）。

7. **垂直吊运** 当需要垂直吊运担架时，需使用两组拖吊带，按照默认状态原位使用拖吊带即可。确保伤员可靠约束保护后，救护人员通过"日"字扣调节拖吊带的长度，确保垂直姿态稳定，然后将两组吊运带挂上吊运装置即可（图 5-14）。

8. **提运** 当需要提运担架时，无须使用拖吊带，将两组拖吊带取下放回背包。确保伤员可靠约束保护后，救护人员直接使用担架上的四处提手即可。

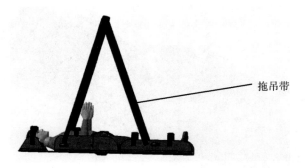

图 5-13 担架水平吊运

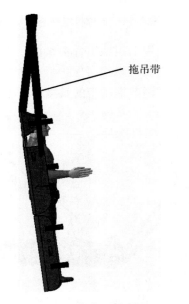

图 5-14 担架垂直吊运

9. 吊运带的使用　当需要吊运伤员时,先将主腰带的插扣解锁后绕至伤员的腰部,按照伤员的体型调节"日"字扣,然后使用插扣实现安全锁定。护腰带对伤员腰部进行有效保护,提高其舒适性。

旋开连接环的保护套,按压连接环即可实现与吊运装置的对接,根据吊运装置的实际高度调节吊运主带的长度,可有效提高吊运效率。

(三) 保养维护

每 6 个月检查担架功能是否正常；检查主结构连接是否可靠,有无松动或其他损坏情况；检查担架布组件是否失效或磨损；检查安全固定带组件是否失效或磨损；检查背负系统是否失效或磨损；检查连接处衬套、螺钉是否有过度磨损或松弛现象；检查零件有无裂纹、腐蚀、过度磨损或明显的变形。

运输时，将伤员吊具装入专用背包内，避免受压、碰撞。储存伤员吊具时，应将拖吊式担架及吊运带都装入专用背包内。尽可能存放于相对湿度为 40%～75%、温度为 0～30℃、通风良好、昼夜温差不大于 7℃的专用房间内，避免与具有腐蚀性的物质接触。

五、跨平台生命支持系统

适用于成人抢救、急救，对生命体征的监测和生命支持，由主机、电源适配器和附件组成（表 5-1）。

表 5-1 系统组成

名 称	型号/规格	数 量
一体 10 导扣式导联线	TJ1216—012，圆形 12P，美标不带电阻（主电缆 1500mm；分电缆 1200mm）常规	1
成人 NIBP 单管袖带	TJ1216—010	1
单管袖带连接管	TJ1216—011	1
成人指夹血氧探头	TJ1216—009	1
体温探头	W0001A	2
一次性心电电极	B18	50
一次性使用精密过滤输液器	威高"洁瑞"，进气式 0.7×19TWLB，黑色双翼	2
外部电池	LG3400mAh 电芯 5S3P	1
适配器	HPU180B-108，24V 7.5A	1
适配器电源线	CCC IEC52（RVV） 2×0.75（mm^2），长 1.8m，黑色"八"字尾	1
充电器	21V 3A	1
充电器电源线	CCC IEC52（RVV） 2×0.75（mm^2），长 1.8m，黑色"八"字尾	1
收纳袋	大号透明，24cm（长）×19cm（宽）×10cm（高）	2
呼吸面罩	成人，中号	1
呼吸控制阀	71054	1
ETCO$_2$	BA210	1
单向阀	——	1
面罩弯头	——	1
鲁尔公头堵头	FMDPP，半透明	1
气管	硅胶，长 1.9m，2.5mm（内径）×6mm（外径）	1

（一）技术参数

（1）工作温度：10～40℃。

（2）工作湿度：30%～75%。

（3）大气压力：700～1060kPa。

（4）供电电压

备用电池：DC 14.8V。

外部电池：DC 18.5V。

外部电源适配器：AC 220V 50Hz 。

（5）性能参数：见表5-2。

表5-2 性能参数

性能指标	测试范围	误　差
心率（次/分）	15～300	±1
呼吸率（rpm）	0～120	15～120rpm：±2rpm <15rpm：未定义
体温（℃）	0～50	±0.2
血氧饱和度（%）	0～100	70%～89%：±5% 90%～100%：±1% <70%：未定义
脉率（次/分）	25～250	±2%
收缩压（mmHg）	40～270	±8mmHg
平均压（mmHg）	20～230	±8mmHg
舒张压（mmHg）	10～210	±8mmHg
潮气量（ml）	200～1500	±25%
通气气体的氧浓度（%）	30，40，50，60	≤±20%
ETCO₂（mmHg）	0～114mmhg	0～40mmHg，±2mmHg，41～76mmHg，±5%读数；77～114 mmHg，±8%读数；呼吸率>80rpm，±12%读数
输液流速（ml/h）	100～1200	±8%

（二）操作说明

1. 标识符、符号、缩写等解释

（1）显示界面中的标识符

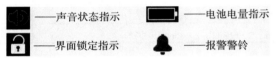

（2）仪器机箱上的符号、标识符

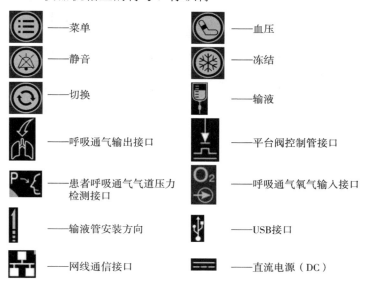

2. 功能介绍　包含 12 导心电监护、无创血压监护、血氧饱和度监护、两路体温检测、ET 二氧化碳检测、呼吸通气支持等功能，同时还具备患者体征监测数据的导出功能和远程网络传输功能（图 5-15～图 5-18）。

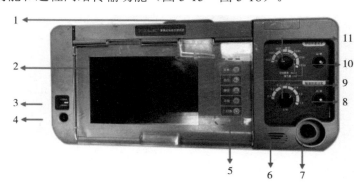

图 5-15　正视图

1.把手；2..触摸显示屏；3.电池指示区；4.电源开关；5.功能设置的按键；6.扬声器孔；7.飞梭旋钮；8.输液快速设定启/停键；9.输液流速选择旋钮；10.呼吸通气快速设定启/停键；11.呼吸通气频率和潮气量旋钮

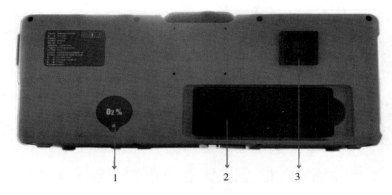

图 5-16 后视图

1.氧气浓度传感器仓；2.外部电池仓；3.风扇仓

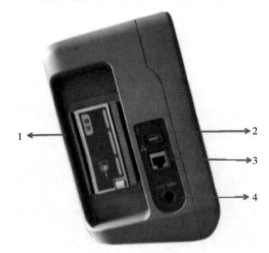

图 5-17 左视图

1.输液模块；2.USB 接口；3.网线通信接口；4.外部电源适配器接口

3．安装

（1）电源：应使用仪器配套的电源适配器，请勿使用其他设备的电源适配器。

（2）仪器放置：仪器应放置在平坦、干燥的水平台面上，并应保证仪器四周留有足够空间，勿将仪器放置于阳光直射的位置。

（3）打开包装后，核对仪器及其附件，将仪器放置在操作台上，参照连接对应的传感器配件插头，开启仪器电源开关。检查电池，以确保其有足够的电量。需要时更换电池或连接电源适配器进行充电使用。

4．界面及其操作　见图 5-19。

第五章　系列伤员搬运工具与生命支持转运装备研发

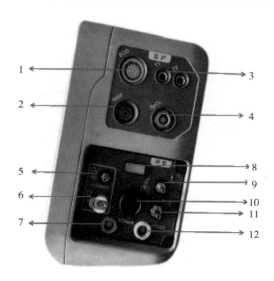

图 5-18　右视图

1.心电监护导联插座；2.血压袖带插座；3.体温监测探头插座；4.血氧饱和度指夹插座；5.呼吸通气高压氧气输入接口；6.呼吸通气常压氧气输入接口；7.流量传感器连接线接口；8.呼吸通气空气进气口；9.平台阀控制管接口；10.呼吸通气输出接口；11.患者呼吸通气气道压力监测接口；12.患者 ETCO$_2$ 监测接口

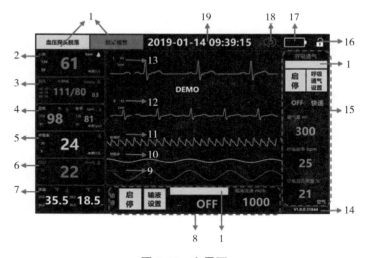

图 5-19　主界面

1.报警显示区；2.心率显示区；3.血压显示区；4.血氧与脉率显示区；5.呼吸频率显示区；6.ETCO$_2$ 显示区；7.体温显示区；8.输液设置显示区；9.ETCO$_2$ 波形显示区；10.呼吸波形显示区；11.脉搏曲线显示区；12、13.心电曲线显示区；14.软件版本号；15.呼吸通气设置显示区；16.界面锁定指示；17.电池电量指示；18.报警声音状态指示；19.日期和时间显示区

(1) 监护功能：具备 12 导联心电监护、血氧饱和度监护、无创血压监护和两路体温监护。

(2) 呼吸通气功能

1) 为单水平呼吸通气功能，可用于无创正压机械通气。

2) 性能

呼吸通气模式：容量控制模式下的控制通气/辅助通气。

潮气量/频率（ml/rpm）：200/15、500/12、600/10、800/10、1000/10、1200/8、1500/8 可选。

潮气量误差：±25%。

最高通气压力（cmH_2O）：50。

气道压力保护（cmH_2O）：55。

呼吸通气种类：空气、氧气。

通气气体的氧气浓度：30%、40%、50%、60%可选。

外接氧气压力范围（MPa）：常压≤0.1MPa；高压 0.3～0.6MPa。

(3) 输液功能

1) 通过半挤压式实现，适用于晶体液的定量输注、快速补液和稳速输液。

2) 性能

输液推动模式：半挤压式。

输液流速：100～1200ml/h 可选。

流速精度：±8%。

(4) 功能按键的设置：设有"菜单""血压""静音""冻结"和"切换"。

1) 当按"菜单"按键后，显示屏会弹出子菜单（图 5-20）。

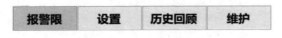

图 5-20　功能菜单

直接点击选择其中的某一项并打开该功能。

旋转飞梭旋钮循环选择其中的某一项，当某一项被选择时，该项背景颜色变深，然后按压飞梭旋钮可选中并打开该功能。

2) 当选中"报警限"功能后，将再次弹出子菜单（图 5-21）。

直接点击选择其中的某一项并打开该功能。再次旋转飞梭旋钮，循环选择上述子菜单中的某一项，待选择后按压飞梭旋钮，即可进入该项的设置页面。

3) "心电报警限"：当选中该项报警限设置后，将进入图 5-22 页面。

"报警开关"：直接点击报警开关设置项，设置"开"或"关"；或者使用飞梭旋钮按压设置"开"或"关"。

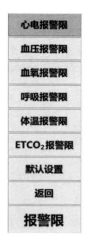

图 5-21 报警子菜单

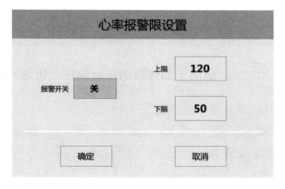

图 5-22 心率报警设置

"心率报警上下限":直接点击选择或者使用飞梭旋钮选择"上限"或"下限",然后按压飞梭选中设置,再旋转飞梭改变对应参数,直至所需要的参数后,再次按压飞梭以确定参数。然后继续旋转飞梭旋钮进入下一项的设置。直至全部设置完毕,直接点击选中或者使用飞梭旋钮选择"确定"返回上一级菜单;如果选中"取消",则所设置的参数将不予更改而保留设置前的参数,并返回上一级菜单。

本页面中的心率报警的上限设置范围为 16~300。本页面中的心率报警的下限设置范围为 15~299。

4)"血压报警限"设置:见图 5-23。

当选中"血压报警限"时,即进入本页面,该页面的设置方法和"心率报警限"的设置方法一样,设置方法如下:

"报警开关":直接点击报警开关设置项,设置"开"或"关";或者使用飞梭旋钮按压设置"开"或"关"。

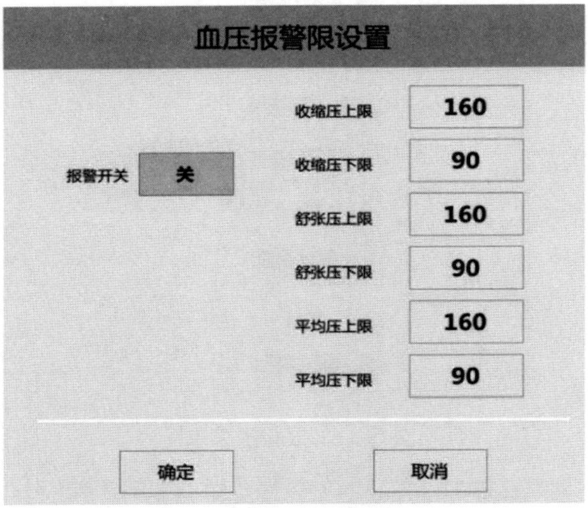

图 5-23 血压报警限设置

"血压报警上下限"：直接点击选择或者使用飞梭旋钮选择"上限"或"下限"，然后按压飞梭选中设置，再旋转飞梭改变对应参数，直至所需要的参数后，再次按压飞梭以确定参数。然后继续旋转飞梭旋钮进入下一项的设置。直至全部设置完毕，直接点击选中或者使用飞梭旋钮选择"确定"返回上一级菜单；如果选中"取消"，则所设置的参数将不予更改而保留设置前的参数，并返回上一级菜单。

血压报警收缩压的上限调整范围为 41～271。血压报警收缩压的下限调整范围为 40～270。血压报警舒张压的上限调整范围为 11～210。血压报警舒张压的下限调整范围为 10～209。血压报警平均压的上限调整范围为 21～230。血压报警平均压的下限调整范围为 20～229。

5）"血氧报警限"设置。

当选中"血氧报警限"后即进入本页面，本页面的参数设置方法和"心率报警限"的设置方法一样，设置方法如下。

"报警开关"：直接点击报警开关设置项，设置"开"或"关"；或者使用飞梭旋钮按压设置"开"或"关"。

"血氧报警和脉率报警上下限"：直接点击选择或者使用飞梭旋钮选择"上限"或"下限"，然后按压飞梭选中设置，再旋转飞梭改变对应参数，直至所需要的参数后，再次按压飞梭以确定参数。然后继续旋转飞梭旋钮进入下一项的设置。直至全部设置完毕，直接点击选中或者使用飞梭旋钮选择"确定"返回上一级菜单；如果选中"取消"，则所设置的参数将不予更改而保留设置前的参数，并返回上一级菜单。

本设置页面中包括"血氧报警限"和"脉率报警限"的设置。血氧饱和度报警的上限调整范围为 1～100。血氧饱和度报警的下限调整范围为 0～99。脉率报警的上限调整范围为 1～251。脉率报警的下限调整范围为 0～250。

6)"呼吸率报警限"设置：见图 5-24。

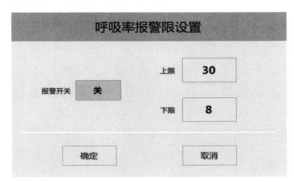

图 5-24 呼吸率报警限设置

当选中"呼吸报警限"后即进入本页面，本页面的参数设置方法和"心率报警限"的设置方法一样，设置方法如下。

"报警开关"：直接点击报警开关设置项，设置"开"或"关"；或者使用飞梭旋钮按压设置"开"或"关"。

"呼吸率报警上下限"：直接点击选择或者使用飞梭旋钮选择"上限"或"下限"，然后按压飞梭选中设置，再旋转飞梭改变对应参数，直至所需要的参数后，再次按压飞梭以确定参数。然后继续旋转飞梭旋钮进入下一项的设置。直至全部设置完毕，直接点击选中或者使用飞梭旋钮选择"确定"返回上一级菜单；如果选中"取消"，则所设置的参数将不予更改而保留设置前的参数，并返回上一级菜单。

呼吸率报警的上限调整范围为 9～120。呼吸率报警的下限调整范围为 7～119。

7)"体温报警限"设置：见图 5-25。

当选中"体温报警限"后即进入本页面，本页面的参数设置方法和"心率报警限"的设置方法一样，设置方法如下。

"报警开关"：直接点击报警开关设置项，设置"开"或"关"；或者使用飞梭旋钮按压设置"开"或"关"。

"体温报警上下限"：直接点击选择或者使用飞梭旋钮选择"上限"或"下限"，然后按压飞梭选中设置，再旋转飞梭改变对应参数，直至所需要的参数后，再次按压飞梭以确定参数。然后继续旋转飞梭旋钮进入下一项的设置。直至全部设置完毕，直接点击选中或者使用飞梭旋钮选择"确定"返回上一级菜单；如果选中"取消"，则所设置的参数将不予更改而保留设置前的参数，并返回上一级菜单。

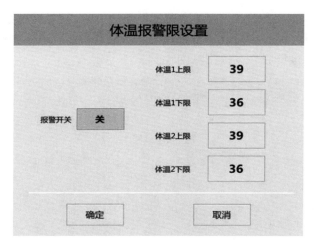

图 5-25　体温报警限设置

本页面中可设置两路体温监测报警的上下限。体温 1 报警的上限的调整范围为 1～50。

体温 1 报警的下限调整范围为 0～49。体温 2 报警的上限调整范围为 1～50。体温 2 报警的下限调整范围为 0～49。

8） "$ETCO_2$ 报警限"设置。

当选中"$ETCO_2$ 报警限"后即进入本页面，本页面的参数设置方法和"心率报警限"的设置方法一样，设置方法如下。

"报警开关"：直接点击报警开关设置项，设置"开"或"关"；或者使用飞梭旋钮按压设置"开"或"关"。

"$ETCO_2$ 报警上下限"：直接点击选择或者使用飞梭旋钮选择"上限"或"下限"，然后按压飞梭选中设置，再旋转飞梭改变对应参数，直至所需要的参数后，再次按压飞梭以确定参数。然后继续旋转飞梭旋钮进入下一项的设置。直至全部设置完毕，直接点击选中或者使用飞梭旋钮选择"确定"返回上一级菜单；如果选中"取消"，则所设置的参数将不予更改而保留设置前的参数，并返回上一级菜单。

本页面中可设置 $ETCO_2$ 监测报警的上下限。

$ETCO_2$ 报警的上限调整范围为 1～114。$ETCO_2$ 报警的下限调整范围为 0～113。

9)"默认设置":当选中此项后,系统即恢复为出厂时的默认设置参数;用户所设置的参数全部被释放。

当选中"返回",则返回上一级菜单。

当选中第一级"菜单"中的"设置"项后,将弹出图 5-26 子菜单。

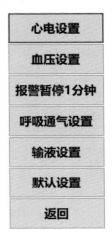

图 5-26　子菜单

10)"心电参数设置"项:见图 5-27。

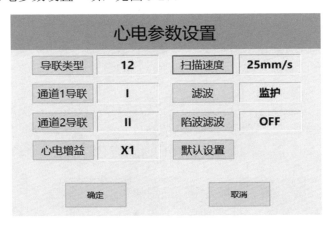

图 5-27　心电参数设置

当选中"设置"项后即进入上面页面;本页面的参数设置方法如下两种方式:直接点击设置所需要的参数,直至全部设置完毕,点击选择"确定"返回上一级菜单;　如果点击选择"取消",则所设置的参数将不予更改而保留设置前的参数,并返回上一级菜单。

使用飞梭旋钮选择所需设置项，按压飞梭设置对应参数；然后继续旋转飞梭旋钮进入下一项的设置。直至全部设置完毕，选中"确定"返回上一级菜单。如果选中"取消"，则所设置的参数将不予更改而保留设置前的参数，并返回上一级菜单。

设置心电导联类型、心电信号增益和扫描速度。

如果选中"默认设置"，即上图显示的各项内容参数。

11）"血压参数设置"项：见图5-28。

当选中"血压参数设置"项后即进入上面页面；本页面的参数设置方法如下两种方式。

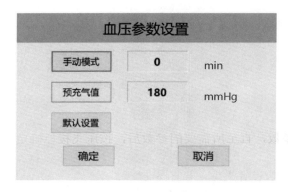

图 5-28　血压参数设置

直接点击设置所需要的参数，直至全部设置完毕，点击选择"确定"返回上一级菜单；如果点击选择"取消"，则所设置的参数将不予更改而保留设置前的参数，并返回上一级菜单。

使用飞梭旋钮选择所需设置项，按压飞梭设置对应参数；然后继续旋转飞梭旋钮进入下一项的设置。直至全部设置完毕，选中"确定"返回上一级菜单。如果选中"取消"，则所设置的参数将不予更改而保留设置前的参数，并返回上一级菜单。

如果选中"默认设置"，即是上图显示的各项内容参数。

12）选中"报警暂停×分钟"项后，可选择"报警暂停1min""报警暂停2min"和"报警暂停3min"。通过点击"报警暂停×分钟"循环选中设置；或者通过按压飞梭旋钮设置。

此选项是控制报警功能被暂停相应的时间，在这个时间内，仪器报警的提示音将关闭。

13）"呼吸通气设置"（图5-29）：

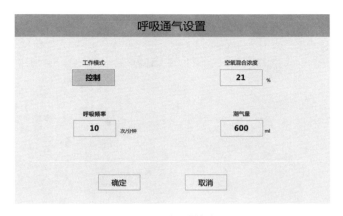

图 5-29　呼吸通气设置

"工作模式"：直接点击设置或者使用飞梭旋钮按压设置。
"空氧混合浓度"：直接点击设置或者使用飞梭旋钮按压设置。
"呼吸频率"：直接点击设置或者使用飞梭旋钮按压设置。
"潮气量"：直接点击选中或者使用飞梭旋钮选中"潮气量"对应项，然后旋转飞梭改变其参数，直至所需要的参数后，按压飞梭以确定参数。

直至全部设置完毕，直接点击选中或者使用飞梭旋钮选择"确定"返回上一级菜单；如果选中"取消"，则所设置的参数将不予更改而保留设置前的参数，并返回上一级菜单。

"工作模式"是切换呼吸通气功能容量控制模式下的"控制"通气和"辅助"通气模式；系统默认为"控制"通气模式。

"空氧混合浓度"是指呼吸通气的气体中所含氧气的百分比；系统默认为空气（含氧气浓度 21%）。

"呼吸频率"是指每分钟呼吸的次数。

"潮气量"是指平静呼吸时每次吸入或呼出的气体量。

14）"输液设置"项（图 5-30）。

"输液速率"：直接点击选中或者使用飞梭旋钮选中"输液速率"对应项，然后旋转飞梭改变其参数，直至所需要的参数后，按压飞梭以确定参数。

"输液时间"：直接点击选中或者使用飞梭旋钮选中"输液时间"对应项，然后旋转飞梭改变其参数，直至所需要的参数后，按压飞梭以确定参数。

"报警压力"：直接点击设置或者使用飞梭旋钮按压设置。

"冲洗"：直接点击设置或者使用飞梭旋钮按压设置。

直至全部设置完毕，直接点击选中或者使用飞梭旋钮选择"确定"返回上一级菜单；如果选中"取消"，则所设置的参数将不予更改而保留设置前的参数，并返回上一级菜单。

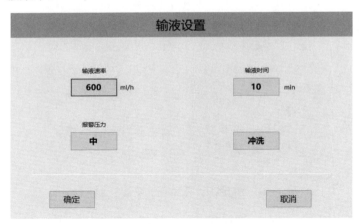

图 5-30 输液设置

"输液速率"即输液流速,设置后按此速率进行输液。

"输液时间"设置输液的时间。

"冲洗"是为了将输液管内的气体等冲出输液管,此功能可重复使用。

"报警压力"是当输液阻力过大时,系统产生报警(如输液管被弯折、堵塞等情况);合理设置可更好地发挥仪器的性能。

设置步骤如下。

第一步:先将输液管、药剂连接好;不要与患者连接。

第二步:将输液管与输液模块安装好。

第三步:设置"输液速率""输液时间"和"报警压力"的参数值;如果默认则输液速率为600ml/h,输液时间为10min,报警压力为"中"。如需冲洗,选择"冲洗",这时输液模块启动,用药液冲出输液管内的气体,此功能可重复使用,直至将管内气体彻底排干净。

第四步:待全部设置完毕后,选择"确定"保存并退出设置;若选择"取消"则所做的设置不被保存而退出。

15)静态压力校准(图 5-31):①将袖带、仪器的 NIBP 气孔和信号发生器用三通连接好。②把袖带缠在适当大小的硬质柱体上。③进入"维护"菜单。④选中"静态压力校准"项,将信号发生器里的压力源设置为一固定值(一般为250mmHg)点击"开始"项,信号发生器开始向管路中打压。读取"静态压力校准"界面中的袖带压力值,和信号发生器上的设定值做对比,差值应小于±5mmHg;如果超出这个误差则需要进入"血压参数校准"界面进行校准。

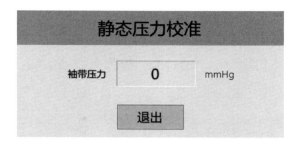

图 5-31　静态压力校准

16)"血压漏气检测"(图 5-32):设定输入数值后"开始检测",仪器自动检测系统、管路和袖带是否存在漏气,且所显示文字变为"检测中……",这时袖带将被充气,当检测完毕后文字恢复为初始文字。①将袖带与仪器的 NIBP 气孔连接好。②把袖带缠在适当大小的硬质柱体上。③进入"维护"菜单。④选中"漏气检测"项,在弹出窗口中点击"开始检测"按钮,血压模块工作表示系统开始执行漏气检测。⑤系统自动充气到一定压力。⑥约 20s 之后,系统会自动打开放气阀,表示漏气测量完成。⑦如果在窗口没有提示信息,则表示系统不存在漏气现象。如果显示"泵漏气",说明气路可能存在漏气故障。此时操作者应检查整个连接是否有松动,当确认连接无误后,再重新进行一次漏气检测。如果仍有故障提示出现,请与厂家联系,进行维修。

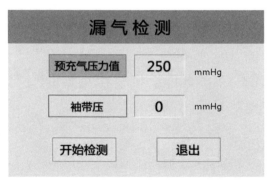

图 5-32　血压漏气检测

17)"血压参数校准":血压监测功能自动进行校准(图 5-33)。①将袖带、仪器的 NIBP 气孔和信号发生器用三通连接好。②把袖带缠在适当大小的硬质柱体上。③进入"维护"菜单。④选中"血压参数校准"项,将信号发生器里的压力源设置为一固定值(一般为 250mmHg)点击"开始"项,信号发生器开始向管路中打压。读取"静态压力校准"界面中的袖带压力值,和信号发生器上的设定值做对比，将差值输入"压力偏差"后点击"校准"按钮。校准完成。

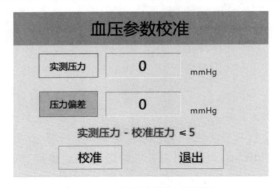

图 5-33　血压参数校准界面

18)"无创血压复位"：当选中该项时，可使血压泵的充气值恢复初始设置。当血压泵工作不正常但仪器不能提示问题原因时，建议使用此功能。因为这使血压泵进行自我检查，从而在因意外原因导致泵工作异常时自动恢复。

19)"呼吸通气自检"：选择"是"则自检开始。

5. 监护功能的使用

（1）将各传感器及导联线与仪器正确连接，并保证与仪器的插座连接紧固。

（2）皮肤是不良导体，因此要获得电极和皮肤的良好接触，患者的皮肤准备是十分重要的。必要时在电极安放处剃除体毛。用肥皂和水彻底洗净皮肤（不可使用乙醚和纯酒精，因为这会增加皮肤的阻抗）。干擦皮肤以增加组织的毛细血管血流，并除去皮肤屑和油脂。在电极安放前先安上弹簧夹或揿钮。把电极安放到患者身上，如使用的是不含导电膏的电极，在安放前可先涂抹导电膏。

（3）导联安放

1)患者导联电极的贴放位置。

2)电外科手术设备会对本仪器功能形成干扰，为减少这种干扰，ECG 导联的安放位置应根据实施的手术类型进行调整。例如，对于开胸手术，电极可置于胸部侧面或背部。在手术室内，由于使用外科电刀设备，有时候伪差可能会影响 ECG 波形，为了有助于减少伪差，可将电极放在左、右肩部，靠近腹部的左右侧，而胸导联可放在胸部正中的左侧，要避免把电极放在上臂，否则 ECG 波会变得很小。

3)血氧饱和度测量：将指夹夹在患者手指上，并使传感器线置于手背上。

4)无创血压监护功能：①将充气管插入仪器血压袖套接口。②将袖带和充气管连接。③在患者上臂或腿部系上血压袖带,确认袖带已完全放气。给患者使用尺寸适当的袖带,保证记号 φ 正好位于适当的动脉之上。确认袖带缠绕肢体不是太紧,否则可能引起肢体远端变色甚至缺血。用于测压的肢体应与患者心脏置于同一水平位置。如无法做到,就要采用下列校正方法对测量结果作修正:如袖带高于心脏水平位置,每厘米差距应在显示值上加 0.75mmHg(0.10kPa)。如袖带低于心脏水平位置,每厘米差距应在显示值上减 0.75mmHg(0.10kPa)。④按正视图按键区的"血压"键,开始充气测压。⑤测量的限制。

患者移动:如患者正在移动、发抖或痉挛,测量将会不可靠甚至不可能进行,因为这些情况可能干扰动脉压力脉动的检出,测压时间将会延长。

心律失常:如患者显示为心律失常而导致不规则的心搏,测量将不可靠甚至不能进行,测压时间也将延长。

心肺机:如患者用人工心肺机连接,将不能进行测量。

压力变化:如果在某一时间内,正在分析动脉压力脉动以获得测量值,而此时患者血压迅速变化,测量将不可靠甚至不可能进行。

严重休克:如患者正处于严重休克或体温过低,测压将不可靠。因为流向外周的血流的减少会导致动脉脉动的降低。

极限的心率:心率低于 40 次/分(心搏/分)和高于 240 次/分(心搏/分)时不能进行血压测量。

肥胖患者:肢体下厚的脂肪层会降低测量的准确度,因为脂肪会使来自于动脉的震荡由于受到阻尼而不能到达袖带。

6. 输液功能的使用

(1)将配好的药液连接上输液器,并悬挂在输液支架上。

(2)将输液器内充满药液并排出输液器内的空气。

(3)将针头与患者相连。

(4)向上推输液门的开关,将输液门打开。

(5)将输液管按照安装方向卡入输液槽,输液管必须完全卡入输液槽内。

(6)关上输液门(关门时可能会紧,用力推并听到"咔"的声响即为关好)。

(7)通过"切换"按键切换选择正常设置模式和快速设置模式这两种模式中的一种开启输液功能:在正常设置模式下,可开启输液功能。

(三)维护保养

1. 一般清洁　建议要清洁机壳外表面和显示器屏幕。清洁机壳要用无浸蚀清洁剂,如肥皂和清水。

2. 血压监护的清洁与维护　袖带可以通过常规在热气烘箱内进行的高压灭

菌、气体或放射消毒法进行消毒，或者是浸入去污溶液内灭菌。但要记住在采用此法时要取走橡胶袋。袖带不能干洗，可机器洗亦可手洗，手洗可以延长使用寿命。清洗前取出乳胶橡皮袋。洗净后等袖带干透，再重新把橡胶袋装入。

3. 体温监护探头的清洁与维护　可重复使用的温度探头清洁时，可以用含乙醇的洗涤剂消毒，清洗探头时，一手握住头端，另一手用沾湿的无绒布向下朝连接器的方向擦洗探头。探头严禁使用蒸气消毒，温度探头只能短时间地耐受80～100℃的温度。

4. 血氧指夹的清洁与维护　血氧指夹建议使用医用酒精、清水或肥皂水清洁。不要使用含有腐蚀性的溶剂清洁。清洁后请用软布将其表面液体擦干净，并置于阴凉处晾干。严禁置于阳光下晒干。

5. 电池维护

（1）专用充电器指示灯，专用充电器。为了延长充电电池的寿命，建议每月至少使用一次电池，并且每次要等用完电池电量后才充电；否则会缩短电池的使用寿命。

（2）电池更换。

6. 产品储存　储存在温度为-40～+55℃，相对湿度不超过80%，无腐蚀气体和通风良好的室内，同时不得雨淋或溅水。

7. 故障及排除方法　见表5-3。

表5-3　常见故障及排除方法

序号	故障现象	故障检查及排除方法
1	开机电源指示灯不亮，屏幕无显示	1.无电池、外部电源供电时：检查供电电源；检查电源线及插头；检查熔断器（保险丝）是否烧毁 2.电池供电：检查电池电压是否太低，有无电池
2	开机，显示器有界面显示，某项无信号、无数据显示	1.传感器连线、插头未连接好 2.可加大增益查看
3	心电信号噪声大，有杂波	1.检查仪器供电电源是否受其他设备干扰 2.检查周围环境有无空间电磁场干扰
4	血压测量不正常	检查袖带是否漏气，患者是否运动
5	温度测量值偏低	检查温度探头是否贴好